トップジャーナル395編の
The New England Journal of Medicine・The Lancet・The BMJ・Annals of Internal Medicine

型で書く医学英語論文

言語学的Move分析が明かした
執筆の武器になるパターンと頻出表現

著　河本　健（広島大学ライティングセンター）
　　石井達也（広島大学大学院教育学研究科）

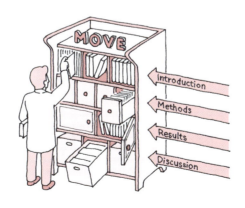

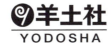

【注意事項】本書の情報について────────────────────────
　本書に記載されている内容は，発行時点における最新の情報に基づき，正確を期するよう，執筆者，監修・編者ならびに出版社はそれぞれ最善の努力を払っております．しかし科学・医学・医療の進歩により，定義や概念，技術の操作方法や診療の方針が変更となり，本書をご使用になる時点においては記載された内容が正確かつ完全ではなくなる場合がございます．また，本書に記載されている企業名や商品名，URL等の情報が予告なく変更される場合もございますのでご了承ください．

はじめに

　論文の書き方は，その分野のトップジャーナルに学ぶべきである．それには2つの理由がある．トップジャーナルに採択される論文は，厳しい審査を経ているだけあって，データだけでなく論理構成や英語表現なども優れたものが多い．さらに，論文には分野ごとのしきたりがあるので，各分野のトップジャーナルを見ることによってそれを学ぶことができる．

　本書は，著者の一人である石井が行ったコーパス研究の結果をもとに制作された．石井は，臨床医学系のトップジャーナルであるNEJM，The Lancet，BMJ，AIMの4誌に2013〜2014年に掲載された論文のうち，インパクトの高いものをそれぞれ約100編ずつ，395編を集めてコーパス（データベース）を作成した．医学英語論文は，①Introduction，②Methods，③Results，and ④Discussionの4つのセクションから構成されるもの（IMRaD型）が多いが，コーパスを作成する際にそれらのセクションをさらに2〜4の部分，合計12のパート（Move）に分解した．このようにして作成されたMove別コーパスを相互に比較すると，各Moveに特徴的な単語を抽出できる．石井は，各Moveで最も代表的な単語1つについて用法を分析し，多数のMove特異的な表現を抽出した．本書を作成するにあたっては，河本がその分析をさらに深めてMoveごとに注目されるキーワードを選定し，それを含む重要な頻出表現をさまざまな観点から抽出し直した．

　本書には2つの特徴がある．1つはトップジャーナルの優れた英語表現の「型」が身につくことである．本書ではできるだけ具体的な情報を掲載することをめざしており，抽出されたさまざまな単語の特徴的用法が，例文とともに収録されている．

　もう1つはMoveという論文の「型」が身につくことである．論文のIMRaD型は研究者ならだれもが知っているものであるが，Moveは多くの読者のみなさんにとって目新しい概念であろう．しかし，論文のそれぞれの部分に，特有の決まった表現，つまり型があるという話には納得していただけるのではないだろうか．Moveはテンプレートといえるほど定型的なものではないが，きちんと理解していれば論文執筆が大いに楽になるものである．

　本書のメインであるPart2では，Moveの型をつくるための多数の定型表現の

型が示してある．それを活用するためには，論文の展開方法やおのおののパラグラフを構成する型を知ることが必要である．Part 1 では，まず論文のそれぞれのセクション・Move を書く際に，どのような意図をもってどのような流れをつくっていくのかについてまとめてある．

　論文を書くためには，普段から何が必要かを意識して考え，論文を読む際には必要な情報を収集していくことが大切である．本書の内容に従って，実際に自分が書きたいものと似たパターンの論文を解析し，ストーリーの組み立て方や特徴的な表現に対する理解を深めるようにすることをお勧めしたい．

　本書には，多数の具体的でありながらも汎用的な情報が含まれている．論文をはじめて書く初心者だけでなく，スキルアップしたいベテラン研究者にも，是非，活用していただきたい．

2018年2月

河本　健

本書について

1. 本書の特徴と活用方法

　論文を執筆する際には，過去の類似論文を参考にすることが一番のコツである．しかし，そもそもどこをどのように参考にすればよいのであろうか．参考にすべきところを集めたのが本書である．本書は臨床医学論文を英語で執筆することをターゲットとし，そのために必要な情報をできるだけ具体的に示すよう編纂されている．掲載された情報のいずれもが，論文執筆に直結するはずのものなので十分に活用していただきたい．

　論文には基本的な構成というものがある．決められたセクション分け (Introduction, Methods, Results, Discussion) もその1つだが，決められていない部分にも一定のパターンがある．それが本書で示す12のMoveである．もちろん論文をどのように書くのかは著者の裁量であるが，実際には論文の型というものに配慮しなければならない．おそらく母語で論文を書くのであれば，あるいはアカデミック・ライティングの基礎ができていれば，自然にできることであるのかもしれない．しかし，そのような素養が不足している場合は，ぜひ，Part1を熟読して医学英語論文の型を学んでいただきたい．そのような知識を生かしてPart2を読み，また類似論文を研究すれば，論文の型の本質が理解できるようになるであろう．

❋ 本書の構成

　本書は大きく2つのPartから構成される．本書のPart1には，論文を書きはじめる前に知っておきたい情報がまとめてある．論文の流れとMoveとの関係について，日本語とは少し異なる英語アカデミック・ライティングの原則を用いて論文を書く際のポイント，論理展開の方法やその際に鍵となるつなぎ表現，時制の使い分け，引用の方法を具体的に解説してある．

　Part2では，各Moveの構成上のポイントとMoveごとに特徴的な英語表現を収録してある．

❋ Part2「Move 構成と英語表現」の活用方法

Move ごとに下記の①〜④を示している．各 Move の特徴的表現を身につけることができるとともにそれぞれの場面にあった英語表現をみつけたいときには辞書のように活用できる．

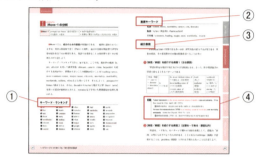

①キーワード・ランキング

単純に出現頻度の高さを示すものではない．12 の Move 間を相互に比較し，それぞれの Move で相対的に多く使われている単語を示すランキングである．ランキング内の重要キーワードには赤マーカーをつけている．

②重要キーワード

キーワード・ランキング上位単語のなかから選定した重要単語，および，それとともによく使われる単語を単純頻度順ランキングの上位から抽出したもの，との両方が含まれている．

③特徴的表現

各 Move に特徴的な英語表現．組合わせて使う単語・連語を表にして示している．縦線で区切られた単語を左から右へつないで組合わせるわけだが，横の点線（………）で区切られた部分は上下で置き換えが可能な単語を示している．しかし，横の実線（──）で区切られた部分は上下の置き換えはできないので注意していただきたい．

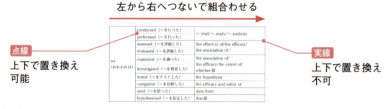

④例文

実際に論文で使われている例を，訳文とともに示している．

2. 分析に用いたコーパスデータについて

❊ コーパスデータの概要

　本書に示す分析に用いたコーパスデータはIshii（2015）が作成したものである[1]．特徴としては2つある．まず本コーパスデータは医学論文に特化した特殊コーパスである点である．また作成するにあたっては，医学論文15編を分析し11のMoveを記述したNwogu（1997）を修正し[2]，12のMoveに基づいて395編の論文（総語数約140万語）を集めた．以下概要である．

Move		NEJM	The Lancet	BMJ	AIM	語数
Introduction	Move1	8,573	10,430	11,622	8,850	39,475
	Move2	14,254	19,204	21,669	17,202	72,329
	Move3	5,563	6,739	7,411	5,927	25,640
Methods	Move4	39,346	31,895	29,947	31,555	132,743
	Move5	41,179	44,093	44,356	46,378	176,006
	Move6	31,891	37,488	41,418	34,686	145,483
	Move7	0	5,086	0	3,903	8,989
Results	Move8	93,251	79,745	79,193	68,348	320,537
	Move9	13,105	5,977	2,828	1,274	23,184
Discussion	Move10	14,627	16,435	18,385	16,708	66,155
	Move11	60,558	87,709	103,205	76,527	327,999
	Move12	7,609	13,548	20,008	9,706	50,871
語　数		329,956	358,349	380,042	321,064	1,389,411
論文数		103	96	100	96	395
期　間		2013〜2014				

1) Ishii, T (2015). Phraseological patterns in medical research articles with focus on the function of moves. MA thesis. University of Birmingham.

2) Nwogu, K. N. (1997). The medical research paper: Structure and functions. English for Specific Purpose, 16, 119–138.

❉ ジャーナルおよび論文の選定について

　ジャーナルの選定にあたっては，Impact Factor の高い臨床医学系のジャーナルとして，The New England Journal of Medicine (NEJM)，The Lancet，The British Medical Journal (BMJ) および Annals of Internal Medicine (AIM) を選定した．それぞれの Impact Factor は，55.873, 45.217, 17.445, 17.810 であった（2014年）．論文の収集にあたっては，2013～2014年の間に出版された論文に限定し，ほぼ毎週1本ずつの割合でアカデミックレベルが高いと思われる論文を選定した．

❉ 本書に示す情報の収集方法

　コーパスの解析には，コンコーダンスソフト AntConc (http://www.laurenceanthony.net/software.html) を使用した．各Moveコーパスを全体コーパスと比較し，各Moveに特徴的なキーワードを抽出した．このようなMove特異的キーワード・ランキングおよび各単語の単純出現回数ランキングの両方を勘案して重要キーワードを選定し，それぞれに特徴的な頻出英語表現を抽出した．

　抽出された表現の多くはコアとなる部分表現である．実際に文を組み立てるためには，さらに具体的な情報が必要である．そこで，本書では主語や目的語などの具体的な情報の追加を行った．その際に抽出された具体的な表現については，ライフサイエンス辞書プロジェクト (https://lsd-project.jp/) のLSDコーパスを用いて確認を行い，有用性が高いと判定できたもののみを採用した．主語や目的語などにはさまざまな単語が使われ得るので，本書に示すものは使い方を理解するための代表例というべきであるかもしれない．また，実際の論文での用法を示す用例は，LSDコーパスを利用して PubMed 論文抄録から抽出した．

contents

はじめに ... 3
本書について ... 5
  1. 本書の特徴と活用方法 ... 5
  2. 分析に用いたコーパスデータについて ... 7

Part1
論文を書く前に学びたい執筆のテクニック

1 医学英語論文の流れとMove分析 ... 19
  1 論文のセクションとMoveとの関係 ... 19
  2 Moveの特徴と役割 ... 21
    練習❶

2 パラグラフ・ライティングの原則と流れのつくり方 ... 26
  1 原則1：パラグラフの基本パターンを構成する3つの要素 ... 26
    練習❷
  2 原則2：one paragraph, one ideaの原則と流れのつくり方 ... 29
  3 パラグラフ間につながりをもたせるフックの活用 ... 30
  4 パラグラフの分け方と分量の関係 ... 31

3 signpostの活用と論理展開の原則 ... 34
  1 signpostとは ... 34
  2 パラグラフ構成における論理展開の原則 ... 35
  3 signpostとなるつなぎ表現のパターン ... 36
  4 その他のsignpostとなる表現 ... 38
    練習❸

4 論文における時制の意味とその重要性 ……… 44
- ■ 時制の使い分けのポイント ……… 44
  - 練習❹

5 引用のルール ……… 50
  - 練習❺

復習問題 ……… 53

Part2
医学英語論文の構成パターンと特徴的英語表現

Introduction

| 構成と書き方 ……… 60
- ❶ 構成のつくり方 ……… 60
- ❷ Introduction の Move 構成 ……… 61

| Move 構成と英語表現 ……… 63

I Move-1 の分析 ……… 64
- 紹介表現 ……… 65
  - ❶ ［疾患／病態］を紹介する表現1（主な原因）
  - ❷ ［疾患／病態］を紹介する表現2（主要な〜である：原因以外）
  - ❸ ［疾患／病態］を紹介する表現3（特徴を述べる）
- 近年を意味する表現 ……… 67

Ⅰ Move-2 の分析 ... 68

先行研究を紹介する表現 ... 69
- ❶ 最近の重要な研究を紹介する表現1（受動態：〜が示されている）
- ❷ 最近の重要な研究を紹介する表現2（能動態：研究は〜を示してきた）

問題提起の表現 ... 70
- ❶ 問題提起するときの逆接表現（しかし）
- ❷ 問題点を指摘する動詞・形容詞の表現

Ⅰ Move-3 の分析 ... 74

今回の研究を紹介する表現 ... 75
- ❶ 今回の研究で何を報告するのかを示す表現1（ここに）
- ❷ 今回の研究で何を報告するのかを示す表現2（この研究において）
- ❸ 今回の研究を紹介する表現（われわれは〜を行った）
- ❹ 原因を受けて，行ったことを述べる表現（それゆえ）

研究目的を述べる表現 ... 78
- ❶ 研究目的を述べる表現
- ❷ 行ったことに対する意図を強調する表現（we 〜）
- ❸ 研究デザインを述べる表現（〜するために設計された）
- ❹ 研究仮説の検討を目的とする表現（〜かどうか調べるために）
- ❺ 有効性と安全性の検討を目的とするときの表現

Methods

構成と書き方 ... 86

❶ 代表的な小見出しとMoveとの対応 ... 86
❷ MethodsのMove構成 ... 87
❸ 一人称の使い方 ... 87
　練習❻

Move構成と英語表現

M Move-1の分析

研究対象の選別や適格性を示す表現
- ❶ 著者が対象者・研究の選別を行ったことを示す表現（われわれは〜を登録した）
- ❷ 判断基準について述べる表現（基準は〜）
- ❸ ［患者／参加者］の選択や分配を示す表現（〜された）

研究対象の無作為化に関する表現

インフォームドコンセントや倫理審査に関する表現
- ❶ ［患者／参加者］からインフォームドコンセントを取得したことを示す表現
- ❷ 研究倫理の承認について述べる表現（倫理審査）

著者が行った概略を示す表現

M Move-2の分析

実際に行った研究内容を示す表現
- ❶ 著者が行ったことを示す表現（われわれは〜を行った）
- ❷ データ収集の方法を示す表現（データが集められた）
- ❸ 行われた研究を示す表現（〜が行われた）

M Move-3の分析

行った統計解析などを示す表現
- ❶ 著者が行ったことを述べる表現（われわれは〜を行った）
- ❷ 解析が行われたことを述べる表現（解析が行われた）
- ❸ 行われた研究内容を示す表現（〜が行われた）

その他の表現
- ❶ モデルを用いる表現（モデルが〜された）
- ❷ 統計的有意性の判定に関する表現

M Move-4 の分析 — 105

資金提供者および著者の役割を述べる表現 — 106
- ❶ 研究資金提供者を示す表現（〜から資金提供を受けた）
- ❷ 資金提供者が研究に関与していないことを示す表現（関与していない）
- ❸ 著者の責任を示す表現（著者は〜）

Results

構成と書き方 — 112

❶ 代表的な小見出しとMoveとの対応 — 112
❷ ResultsのMove構成 — 113
❸ 図と表の扱いの違い — 113

Move構成と英語表現 — 114

R Move-1 の分析 — 115

提示表現 — 116
- ❶ 表や図を使った提示表現（パターンA）
- ❷ 特徴などが表や図に示されていることを述べる提示表現（パターンB）

違い・関連があることを示す表現 — 117
- ❶ 群間の違いを示す表現（〜より高かった）
- ❷ 統計的に有意な違い・関連があることを示す表現

違い・関連がないことを示す表現 — 118
- ❶ 結果が統計的に有意ではない場合の表現
- ❷ 統計的に有意な差や証拠がなかったことを示す表現（違いはなかった）

その他の表現 120
- ❶ 比較を示す表現（〜と比較して）
- ❷ 得られた結果を示す表現（〜が観察された）
- ❸ 結果の提示のための研究対象の分類表現
- ❹ その他のつなぎ表現（In 〜）

R Move-2 の分析 123
有害作用に関する表現 124
- ❶ 有害作用が起こったことを示す表現（有害作用が発生した）
- ❷ 有害作用の関連性を示す表現（関連する有害作用）

薬剤投与群を示す表現 125

Discussion

構成と書き方 128
1 Discussion の Move 構成 128
2 執筆のポイント 129
練習 ❼

Move 構成と英語表現 131

D Move-1 の分析 132
研究結果の概略を述べるときの表現 133
- ❶ 今回の研究が示した内容を全体的に述べる表現（〜を示した）
- ❷ 今回の研究が示すことを述べる表現（知見は〜を示す）
- ❸ 発見したことを述べる表現（われわれは〜をみつけた）

contents

研究結果を考察するときの表現 ·········· 134
- ❶ 関連を示す表現（関連している）
- ❷ リスクの変化を示す表現（リスクを増加させる）
- ❸ 今回の研究の新しさを示す表現（われわれの知る限り）

D Move-2 の分析 ·········· 136

先行研究と比較するときの表現 ·········· 137
考察を行うためのつなぎ表現 ·········· 137
- ❶ 先行研究などと異なる点を述べる表現（〜と違って）
- ❷ 逆接表現（しかし／だけれども）
- ❸ その他のつなぎ表現

その他の表現 ·········· 139
- ❶ 研究の限界点を述べる表現（われわれの研究には限界がある）
- ❷ 可能性を述べる表現（〜かもしれない）

D Move-3 の分析 ·········· 141

今回の研究のまとめを述べるときの表現 ·········· 142
- ❶ まとめを述べる表現（まとめると）
- ❷ 今回の研究が示すことを述べる表現（知見は〜を示唆している）
- ❸ 証拠について述べる表現（証拠を提供する）

研究の将来展望を述べるときの表現 ·········· 144
- ❶ 追加すべき研究について述べる表現（追加の研究が必要である）
- ❷ 将来の研究で行うべきことを述べる表現（将来の研究は〜すべきである）
- ❸ 行われるべきことを述べる表現

巻末付録：頻出動詞・名詞リスト ·········· 146

コラム

1. 論文におけるシンメトリー ……………………………… 25
2. 論文の流れをつくる topic sentence の例 ……………… 32
3. 論文を書くための型を学ぼう …………………………… 42
4. 手本となる論文のみつけ方とその分析法 ……………… 82
5. 投稿時に必要な論文のフォーマットについて ………… 108

Part 1

論文を書く前に学びたい執筆のテクニック

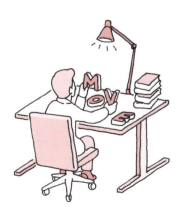

Part 1
論文を書く前に学びたい執筆のテクニック

　論文を書くためには，類似の論文をみつけて参考にすることが絶対に必要である．手本とする論文の選び方やその活用法については コラム4 で述べるが，ここでは書くことを念頭に置いて論文を分析する方法について考えてみよう．

　医学英語論文の本文（TitleやAbstractを除く部分）は，① Introduction, ② Methods, ③ Results, ④ Discussion の4つのセクションから構成されるものが多い．本書でもこの分類に従うが，それをさらに細かく12のパート（Move）に分解して解説するのが本書の特徴である．4つのセクションそれぞれに，それを構成するパターン，「型」が存在する．そのパターンの中心となるのがMoveである．まず最初に，論文の4つのセクションとMoveとの関係，および論文の流れをつくる際にそれらが果たす役割について述べる．

　文章の組み立て方の基本として，パラグラフ・ライティングとよばれる手法がある．これは英語圏の学校では一般に教えられている必修事項である．また，論理的に文章を組み立てる道具として，signpostとよばれる表現がよく用いられる．次に，これらの執筆前に知っておきたいテクニックを解説する．

　論文を上手に書くコツを学ぶため，また本書に示す情報を有効に活用するためにも，論文全体および各セクションの内容と流れについて学んでいただきたい．

1 医学英語論文の流れとMove分析

1 論文のセクションとMoveとの関係

　論文は，Introduction, Methods, Results, Discussionの4つのセクションから構成されるのが一般的である．本書では，それぞれのセクションを2～4つのMoveに分解して解説する．概略を以下にまとめてあるので参照されたい．

Introduction	
I Move-1	perspective frame（読者を惹きつける視点）の提示：研究対象の特徴や重要性の紹介．研究する理由の提示
I Move-2	論点の絞り込み：先行研究の紹介から問題提起．まだ明らかになっていない隙間の提示．研究の着眼点の提示
I Move-3	本研究の紹介：thesis statementの提示．研究目的の提示．今回の研究で行ったことの紹介
Methods	
M Move-1	研究概略や研究対象の提示．対象の群分け
M Move-2	研究の実施方法．データの収集方法
M Move-3	統計などの計算によるデータ解析方法
M Move-4（オプション）	資金提供者および著者の役割
Results	
R Move-1	表や図を参照し，注目すべき研究結果を提示
R Move-2	副作用や安全面など，ややネガティブな結果の提示
Discussion	
D Move-1	問題の再提示．研究概略のまとめ（thesis statementに対応する結論）
D Move-2	個々の研究結果の検討．先行研究との比較．研究の限界点の提示
D Move-3	thesis statementに対応する結論または研究のまとめ．perspective frameに対応するまとめ．将来の方向性の提示

Introduction

　Introductionは3つのMoveからなるが，そのなかで**thesis statement**（著者が主張したいこと）に対して読者に共感してもらえるようにまとめることがポイントである．そこで論文の冒頭は，魅力的なあるいはユニークな視点を読者に提示する**perspective frame**からはじめる（**I Move-1**）．perspective frameについては後述するが（Part 2参照），ここでは論文の導入部分のことであり，研究対象（疾患）の**特徴**や**重要性**を述べて**紹介**することが多いと理解しておこう．そこから，thesis statementへ向かって**論点の絞り込み**を行う（**I Move-2**）．**重要な先行研究を紹介**しつつ個別の詳細をまとめ，そのうえで**問題提起**を行う．研究をユニークで優れたものにする**着眼点**についても述べることも重要である．最後に，問題提起に対応する**thesis statement**，すなわち，**研究目的**や今回の研究で**何を行うのか**を述べることによって本研究を紹介するわけである（**I Move-3**）．

Methods

　Methodsは，4つのMoveからなる．最初に研究の**概略**や研究**対象**の情報を述べ，さらに対象の**群分け**について述べる（**M Move-1**）．次に，研究の**実施方法**について述べる（**M Move-2**）．続けて，**統計学的手法を用いたデータ解析**についても述べる（**M Move-3**）．**資金提供者**および著者の**役割分担**について述べる必要もある（**M Move-4**）．ただし，**M** Move-4の内容に関しては，ジャーナルによっては独立した項目が立てられない場合も多いので，ここではオプションとする．

Results

　Resultsでは，表や図を参照して注目すべき**研究結果**を順に示していく（**R Move-1**）．最後に，必要があれば**副作用**や**安全面**について述べる（**R Move-2**）．

Discussion

　Discussionも，Introductionと同様に3つのMoveからなる．最初に**研究概略のまとめを述べる**（**D**Move-1）．その際に，**背景情報や課題の再提示**からはじめることもある．次に，個々の**研究結果の検討，先行研究との比較，研究の限界点**について述べる（**D**Move-2）．**D**Move-3では，thesis statementに**対応する結論**あるいは研究のまとめを述べる．このthesis statementに対応する結論は，**D**Move-1の研究概略のまとめとともに述べられることもある．最後に，話を広げてperspective frameに対応するまとめや**将来の方向性，研究の応用**などを述べて話を締める．

2 Moveの特徴と役割

　Moveとは，著者と読者とで共有されるべき論文の流れ，「型」である．そのため論文を書く際には，著者はこのMoveに沿って書いていくと内容が伝わりやすくなるであろう．例えば，IntroductionやDiscussionは，それぞれ3つのMoveで構成するとわかりやすい．一方，MethodsとResultsのセクションにはMoveの数よりもたくさんの小項目（小見出し）があることが一般的であり，このような場合には同じMoveをくり返し使うことになる．Moveはあくまで分析のための手段あるいは分析の結果であるため，すべての論文がMoveに沿って書かれているわけではない．論文をいくつか読めばわかると思うが，前後のMoveの内容に重複があったり，複数のMoveが交互にとり混ぜて使われたりすることもある．

　多数の論文を集めてMove分析を行うと，後述（Part 2各セクションのMove構成と英語表現を参照）するような各Moveに特徴的な英語表現を抽出できる．しかし，Move自体は特定の表現方法を示すものではない．例えばResultsの**R**Move-1では，表を説明する表現と図を説明する表現の両方があるはずだが，これらは異なる内容であろう．さらに，実際にResultsで必

要な表現は図表を説明する表現だけでなく，実験群と対照群の2群間で何が違うのかを示す表現であるかもしれない．したがって，Moveの分類は単なる場面ごとの表現方法を示すというよりは，同じ流れのなかにある表現方法の集合体を示すものである．本書の情報を参照すると同時に，参考にしたい良い論文を集めて，Moveに沿った構成や表現方法を学習しよう．

練習 ❶

例文❶は論文のIntroductionの例である．Move-1〜Move-3までの3つのMoveに分割してみよう．なお，括弧のなかの数字は，引用文献の番号である．論文の最後のReferencesに，登場順の文献リストが入ると想定していただきたい．

例文❶

　Type 2 diabetes mellitus is a leading cause of end-stage renal disease (ESRD) worldwide (1). Diabetes causes vascular dysfunction in the kidney, leading to the development of proteinuria and a reduced glomerular filtration rate (GFR). Thus, patients with diabetes have an increased risk for the progression to ESRD. However, previous studies including control of dietary glucose or protein have produced mixed results in the prevention of ESRD (2, 3).

　The renin-angiotensin-aldosterone system (RAS) is a key regulator of blood pressure, which may be involved in the development of ESRD (4). A reduced GFR activates the RAS, leading to an elevated blood pressure. Treatment with inhibitors of RAS has been reported to decrease the level of proteinuria as well as blood pressure (5). MOV is a novel inhibitor of NF-MOVE, which is a transcriptional activator of RAS.　A recent study performed on a mouse model of diabetic nephropathy showed that MOV can reduce the level of proteinuria for 50 weeks (6).

Here we report the result of a double-blind, placebo-controlled, randomized clinical trial of MOV. We investigated whether MOV reduces the risk of progression to ESRD in patients with diabetes.

日本語訳

　2型糖尿病は，世界中で末期腎不全（ESRD）の主な原因の1つである．糖尿病は腎臓において血管の機能不全を引き起こすが，それはタンパク尿の発症と糸球体濾過速度（GFR）の低下につながる（1）．したがって，糖尿病患者はESRDに進行するリスクが高い．しかし，食事性の糖やタンパク質のコントロールを含むこれまでの研究は，ESRDの予防に関して明確な結果をもたらしていない（2, 3）．

　レニン-アンギオテンシン-アルドステロン系（RAS）は，ESRDの発症に関与するかもしれない血圧調節の鍵となる調節因子である（4）．GFRの低下はRASを活性化し，それは血圧の上昇につながる．RASの阻害剤による処置は，血圧だけでなくタンパク尿のレベルも低下させることが報告されている（5）．MOVは，RASの転写活性因子であるNF-MOVEの新規の阻害剤である．糖尿病性腎症のマウスモデルにおける最近の研究は，MOVが50週にわたってタンパク尿のレベルを低下させ得ることを示した（6）．

　ここにわれわれは，MOVの二重盲検プラセボ対照ランダム化臨床試験の結果を報告する．われわれは，MOVが糖尿病患者においてESRDへの進行のリスクを低下させるかどうかを精査した．

解説

冒頭の一文は，**Move-1**のポイントの1つとなる**研究対象**を**紹介**する文である．「2型糖尿病は，世界中で末期腎不全（ESRD）の主な原因の1つである」という内容が，「2型糖尿病」の深刻さを読者に印象づける**perspective frame**となっている．それに対する説明がさらに続いたあと，第1パラグラフは「糖尿病に対処するための食事療法が必ずしもESRDの予防になっていない」という**問題提起**でおわる．**Move-2**では**論点の絞り込み**を行うわけだが，ここから，ESRD→RAS／血圧調節→MOVと絞り

込みが進んでいく．MOVに注目するというのがこの論文の**着眼点**であろう．動物実験の結果が良好であったという事実は，次に人への応用を期待させる**問題提起**となっている．そして，Here we reportではじまる第3パラグラフでは，**本研究の紹介**が行われている．

　したがって，第1パラグラフの前半は**Move-1**であり，絞り込みを行って着眼点を提示する第2パラグラフは**Move-2**であり，本研究を紹介する第3パラグラフは**Move-3**である．ここまでは明確であろう．問題は，**Move-1**と**Move-2**との境目がやや不明確なことである．ここでは，**Move-1**と**Move-2**とが重なり合いながら徐々に移行している．明確に分けて書くことが必須ではないので，境目が不明確である構成はしばしばみられる．このような場合，本書ではパラグラフの切れ目も考慮して，第1パラグラフが**Move-1**に対応し，第2パラグラフが**Move-2**として分析を行っている．

コラム 1

論文におけるシンメトリー

　日本の美意識は意外性のなかにある．完全に人工的なものにせず，自然そのままの美しさをとり入れた日本庭園などがその例である．最後まで結論をみせない起承転結の文章作法も，その流れを汲んでいるのであろう．一方，西洋の美意識は**シンメトリー**にある．その人工的な配列への傾倒が，アカデミック・ライティングにも影響を与えている．下図のようにIntroductionで示した**perspective frame**と**thesis statement**に対して，Discussionで**展望**や**結論**として対応させるシンメトリー構造をつくることが大きなポイントとなる．この他にも英語論文では，さまざまなところで**シンメトリー**が登場してくるので意識しておこう．次項で述べるパラグラフの構成要素である**topic sentence**と**concluding sentence**も，一種の**シンメトリー構造**であるといえよう．英語論文の構成パターンを理解するためには，日本と西洋の美意識の違いに対する理解も必要であろう．

1. Introduction：序論
   - perspective frame：読者を惹きつける視点
   - thesis statement：方向づけ
2. Methods：方法
3. Results：結果
4. Discussion：考察
   - Conclusion：結論
   - Perspective：展望

対応させると効果的（シンメトリー）

パラグラフ・ライティングの原則と流れのつくり方

論文を書くにあたって理解しておかなければならない最も基本的な事項は，英語論文では流れが大切だということである．例えば，日本人は要点を箇条書きにしてバラバラに理解しようとする傾向がある．しかし，英語では1つの方向に流れるように文を書くことが望ましい．そのためには，パラグラフの構築法とパラグラフ間をどのようにつないでいくのかを学ぶことが鍵となる．1つのパラグラフでは1つのことを書く．そして，それを受けて次のパラグラフにつなげていく．全体として何を述べるのか，そこに向かって1つの方向性をもって話を展開させるために，それぞれのパラグラフで何を述べる必要があるのかを明確にすることが必要である．

アメリカやイギリスなどの英語圏の学校では，アカデミック・ライティングが必修科目になっている．そこで基本となるのがパラグラフ・ライティングの手法である．英語で論文を書く以上，この手法の習得は不可欠な課題であろう．パラグラフ・ライティングには，**2つの重要な原則**がある．それは，できるだけ決まったパターンでパラグラフを構成することと（原則1），1つのパラグラフでは1つの話題だけをとり上げる（one paragraph, one idea）ということ（原則2）である．

1 原則1：パラグラフの基本パターンを構成する3つの要素

パラグラフの構成要素は，以下の3つとするのが一般的な考え方である．
① topic sentence（最重要）：トピックとそれに関するアイデア・主張
② supporting sentences（必須）：詳細な説明と例
③ concluding sentence（オプション）：結論や主張

例えば，topic sentenceで**主張**を提示し，supporting sentencesでそれを**支持する根拠**を述べ，concluding sentenceで**主張**を形を変えて再び示すというのが典型的なパターンである．ただし，複数のパラグラフからなる文章をつくるときは，最初と最後で結論を述べていては次のパラグラフに話題をつないでいくことが難しくなる．むしろ，topic sentenceではそのパラグラフでとり上げる**話題**が何であるのかを提示し，concluding sentenceで**主張**を述べるというのがよくあるパターンである．さらに，話題をつなぐ流れをつくるうえで，concluding sentenceさえも不要となる場合がある．

最初から主張を述べるというのは日本語的発想で考えると不可解かもしれないが，「**英語では重要なことを最初に言う**」という発想の違いを学ぶべきであろう．それでは，以下の 練習❷ から，よくあるパラグラフ・ライティングのパターンを確認しよう．

練習❷

前掲の 例文❶ は3つのパラグラフから構成されている．それぞれのパラグラフで最も大切な一文に緑のマーカーで，またtopic sentenceには黄色のマーカーで印をつけてみよう．もし，topic sentenceが最も大切な一文であれば，黄色はつけなくてよい．次に読み進む前に必ずマークしよう．

例文❶

Type 2 diabetes mellitus is a leading cause of end-stage renal disease (ESRD) worldwide (1). Diabetes causes vascular dysfunction in the kidney, leading to the development of proteinuria and a reduced glomerular filtration rate (GFR). Thus, patients with diabetes have an increased risk for the progression to ESRD. However, previous studies including control of dietary glucose or protein have produced mixed results in the prevention of ESRD (2, 3).

The renin–angiotensin–aldosterone system (RAS) is a key regulator of blood pressure, which may be involved in the development of ESRD (4). A reduced GFR activates the RAS, leading to an elevated blood pressure. Treatment with inhibitors of RAS has been reported to decrease the level of proteinuria as well as blood pressure (5). MOV is a novel inhibitor of NF–MOVE, which is a transcriptional activator of RAS. A recent study performed on a mouse model of diabetic nephropathy showed that MOV can reduce the level of proteinuria for 50 weeks (6).

　Here we report the result of a double-blind, placebo-controlled, randomized clinical trial of MOV. We investigated whether MOV reduces the risk of progression to ESRD in patients with diabetes.

解説

　さて，どこにマーカーが引いてあるかを確認してみよう．いずれのパラグラフも，最初の一文が黄色で，最後の一文が緑になっているだろうか．あまりに単純だと思うかもしれないが，これが論文では最もよくあるボトムアップのパターンである．ただし，必ずそうならなければならないということではない．topic sentence は冒頭にあるべきだが，最後に concluding sentence が必要というわけではない．一般の英文によくあるトップダウンのパターンではそのようになる．問題は，自分の主張が読者にうまく伝わるかどうかであるので，それぞれのパラグラフで主張を示す一文を折り込むようにするとよい．それが，内容を伝わりやすくするためのポイントである．

2 原則2：one paragraph, one idea の原則と流れのつくり方

　1つのパラグラフでは1つの話題だけをとり上げるのが，パラグラフ組み立ての基本である．日本人によくある失敗は，パラグラフの冒頭の文を**キーワードの導入**のためだけに使ってしまうことである．そうすると，読者がそこで何を理解したかなどお構いなしに，話題を異なる方向に振るパターンに陥ってしまいやすい．topic sentenceでは，キーワードだけでなく，そのパラグラフで述べようとする**話題への導入**を行わなくてはならない．このことをIntroductionである 例文❶ で確認しておこう．まず，冒頭の一文によって，糖尿病によって引き起こされる末期腎不全（ESRD）が**研究テーマ**であることを読者は理解する．その後，第1パラグラフは「糖尿病に対処するための食事療法が必ずしもESRDの予防になっていない」という**問題提起**でおわっているが，このことは糖尿病とESRDの関係という冒頭の一文で提示した内容からぶれてはいない．

　Introductionの主な役割は，**thesis statement**の提示，つまりこの**論文で何を行うのか**を示すことである．そこに向かってどのように話を展開していくのかが，Introductionのポイントとなる．例文❶ の第1パラグラフの**問題提起**を受けて第2パラグラフでは，冒頭に「レニン–アンギオテンシン–アルドステロン系（RAS）」が登場し，これがtopic sentenceとなって新たな展開がはじまる．このパラグラフでは，前のパラグラフで紹介したESRDと**関連**づけながら，論文の**主題**であるMOVの登場へとつながっていく．「動物実験ではMOVの投与によって糖尿病性ESRDの病態の1つであるタンパク尿の量が減る」ことを述べて，このパラグラフはおわる．RASやMOVがESRDに**関連**づけられること，そして，このあと人を対象とした研究に向かうことは読者の予想の範囲内であろう．

第2パラグラフの最後の内容を受けて第3パラグラフでは，主題（MOV）に関して**この研究で何を行ったのか**（行うのか）を述べる．これが，Introduction全体の目的である．この部分をできるだけわかりやすく書くことはきわめて重要である．

3 パラグラフ間につながりをもたせるフックの活用

多くの場合で文章は複数のパラグラフによって構成される．そこで全体の**流れ**をつくるためには，パラグラフ間に**つながり**をもたせることが必要である．そのための方法として，第2パラグラフ以降のtopic sentenceに前のパラグラフとの**関連**を示すキーワード（**フック**）を入れると効果的である．例えば，例文❶の第2パラグラフのtopic sentenceにあるESRDや，第3パラグラフのtopic sentenceにあるMOVは，前の話題との**つながり**をもたせるための**フック**として機能する．このようなキーワードを入れることによって，読者に理解されやすい**流れ**の良い文章をつくることができる．つまり，パラグラフの3つの要素をきちんと用いることにこだわるのではなく，まずはtopic sentenceを効果的に使うことに留意しよう．そして，可能であればconcluding sentenceで主張を述べるというのが現実的な選択であろう．

日本人によくある失敗の原因としては，①日本人は冒頭の一文が最も大切であるという意識が薄いこと，②1つのパラグラフにいろいろなことを盛り込みすぎていること，③全体の流れやパラグラフ間の関係を軽視していること，などが考えられる．1つのパラグラフで述べる内容を絞り込み，そのうえで流れに沿ってできるだけ丁寧に説明するよう心がけることがポイントである．

4 パラグラフの分け方と分量の関係

　例えばIntroductionには3つのMoveがある（Part1-1冒頭の表を参照，詳細はPart2参照）．3つの要素からなる文章は，3つのパラグラフで構成するのが最も自然であろう．しかし，もっと複雑なIntroductionの構成が必要な場合は，**I Move-2**を複数のパラグラフに分けても差し支えない．その際には，それぞれのパラグラフで何を言いたいのかを意識することが大切である．

　分け方のポイントとして，文章量もある程度の目安となる．もちろん長くても，うまく流れをつくれればよいのだが，そうでなければ理解の難しい文章になってしまう．**100ワードぐらいを目安**に，200ワードを超えてわかりにくくなっているように感じたら，内容を練り直してコンパクトに書き換えることを考えてみよう．

　一方，短すぎるのもよくない．言いたいことがいろいろあるからといって，やたらとパラグラフを分けてはならない．それでは，バラバラな内容の箇条書きになってしまう．**1つのパラグラフは3文以上**で構成されるべきであろう．関連する内容をうまくつなぎ合わせて1つのパラグラフにまとめたり，構成上必要ない話題は省略したりする工夫が必要である．**例文❶**の第3パラグラフは2文しかなく短すぎるかもしれない．このような場合は，第2パラグラフに第3パラグラフをそのままつなげても内容的には問題ないであろう．実際に，**I Move-3**が**I Move-2**の最後のパラグラフにまとめられている論文の例は多い．

コラム 2

論文の流れをつくる topic sentence の例

　前述（Part1-2 **2**参照）したように，流れをつくる際に最も大切でかつ日本人が軽視しがちなのが，パラグラフの冒頭の topic sentence である．冒頭の一文を読むことによって，そのパラグラフで何を理解したらいいのかを読者が想像できる．したがって，冒頭には鍵となる文章が示されていなければならない．

　Part2 でとり上げる表現のなかで，流れをつくる役割をするものをいくつか紹介する．例えば，**Move-1** で示す

> Tumor metastasis is the most common cause of death in cancer patients.
> 腫瘍の転移は，癌患者における死の最もよくある原因である

のような文を冒頭におくことによって，論文の主題が「腫瘍の転移」であることがわかる．

Move-3 で示す

> Here we report the results of 〜
> ここにわれわれは〜の結果を報告する

のような文を使えば，この論文で何を報告するのかを示すことができる．Here という signpost（Part1-3 で解説する）の効果もあって，読者には流れが非常にわかりやすくなる．

R Move-1 で示す

Table 1 shows the baseline characteristics of 〜
表1は，〜の基本的な特徴を示す

のような文は，Resultsのパラグラフの書き出しとしてよく使われる．

D Move-1 で示す

In this study, we have shown that 〜
この研究において，われわれは〜ということを示した

を使うことによって，Discussionの冒頭で論文のまとめを述べようとしていることがわかる．

D Move-3 で示す

In conclusion, we found an association between 〜
まとめると，われわれは〜の間の関連を見つけた

のような文を使ってDiscussionの最終パラグラフを書き出して，まとめを述べるパターンが非常に多い．

　これらの表現は必ずしもパラグラフの冒頭のみで使われるわけではないが，topic sentenceとして置くことによって，そこで何を述べようとしているのかが明確となる．これらは，全体の流れをつくるうえで最も重要なポイントであることを理解しよう．

signpostの活用と論理展開の原則

1 signpostとは

　signpostとは読者の理解を助けるための表現であり，具体的には因果関係を示す，提示，変化を示す，つなぎ表現などがあげられる．そのなかでも重要なのが**つなぎ表現**である．**例文❶**では，Thus, However, Here などがそれに相当する．これらはいずれも文頭の接続副詞である．特に，**However** は最もよく使われるsignpostで，Introductionでは**問題提起**を行うときの定番である．**例文❶**では，糖尿病の患者はESRDになりやすいことが知られている**けれども**，「その治療法についてはまだ確立していない」という問題提起が行われている．

　また，**Here**は「この論文では〜を行う」と述べるときに使う導入の表現で，**I** Move-3の冒頭でよく使われる．前述したように第3パラグラフを第2パラグラフとつないで1つにするようなことがあっても，このsignpostがあれば，ここから**I** Move-3がはじまることは明確となる．このように文章における議論の展開は，つなぎ表現を使ってつくるようにすると，著者の意図が非常に伝わりやすくなる．このような論理展開をわかりやすくする道具となるものがsignpostである．特に代表的なものをまとめると次のようになる．

①逆接（However, but, Although）	**問題提起・主張**が続く
②因果関係（Therefore, Because）	**主張**が続く
③追加・例示（Furthermore, For example）	前に**主張**がある
④導入（Here, In this study）	Introductionの **I** Move-3の冒頭
⑤結句・まとめ（In conclusion, In summary）	Discussionの **D** Move-3の冒頭

このように，signpostとはさまざまな文章で応用できる**一般的で汎用的な表現**である．つなぎ表現がその代表だが，それに加えて**因果関係**などを示すcause，lead to，reportなどの**動詞**も，かなり汎用性が高いので一種のsignpostといってもよいであろう．一方，**よく使われる定型的な表現**はsignpostのような働きをするので積極的に活用しよう．読者の目を引きやすいからである．ここでは，a leading cause of，an increased risk for，the aim of this study，little is known about，previous studiesなどの特定の場面でしか使えない表現がそれに相当する．

2 パラグラフ構成における論理展開の原則

ここでいう**論理展開の原則**とは，主に因果関係に基づく展開と逆接の関係とで成り立っている．パラグラフの最初にtopic sentenceで話題を投げかけ，どこかでパラグラフの主張を述べるというのが基本である．それぞれのポイントをまとめると以下のようになる．

トピックの導入	topic sentence
主張の提示	①〈因果関係〉〈主張〉の構造 ②〈譲歩〉〈逆接〉〈主張〉の構造 ③〈主張〉〈例示／追加〉の構造 ④topic sentenceで述べる

主張はtopic sentenceで述べてもよいが，それ以外にも効果的なパターンがある．議論の展開の後に用いる〈**因果関係**〉の表現としてThusやThereforeなどがあり，**主張**はそれらの直後にくることがよくある．一方，先行研究の紹介を伴う議論に引き続いて，〈**譲歩**〉〈**逆接**〉〈**主張**〉というパターンは非常に効果的であり，前述したように**問題提起**の表現としてよく使われる．問題提起は主張を際立たせるために最も有効な方法であろう．逆接の表現としてはHoweverやbutなどが使われ，AlthoughやDespiteは**譲歩・逆接**

の表現として使われる．また，具体例を述べる**例示**の表現（For exampleなど）や**追加**の表現（FurthermoreやIn addition）などは，主張に引き続いて用いられることが多い．したがって，例示の表現や追加の表現があれば，その前に主張があることを予想させるわけである．

　論文では議論が必要であるが，それには論旨の転換が不可欠である．「〜ゆえに…である」という**因果関係**だけではもの足りない．重要なのは**論旨の転換による議論の展開**である．そのために必要なのが，前述した**逆接の表現**である．例えばIntroductionでは，先行研究の**問題点**を指摘することによって，**研究目的**を明確にする．その際によく使われるのが，**However**である．例文❶の第1パラグラフにもあるように，論文ではHoweverが**議論の展開**のポイントとなることが非常に多いことに注意しよう．以下では，具体的なsignpostの例をみてみよう．

3 signpostとなるつなぎ表現のパターン

　つなぎ表現には以下の3つのパターンがある．

①文と文のつなぎ（副詞／副詞句／等位接続詞）
②文中のつなぎ（従位接続詞：副詞節を導く）
③文中のつなぎ（前置詞／群前置詞：副詞句を導く）

　全体の流れをつくるうえで特に重要なのが，これらの**文と文のつなぎ**表現であるので，まずはその使い方を習得しよう．

　以下に代表的なつなぎ表現を示す．大文字ではじまる表現は文頭で使われることが非常に多いものである．

Ⅰ. 逆接・対比・譲歩

文と文のつなぎ（副詞／副詞句／等位接続詞）		
However,	; however,	Nevertheless,
In contrast,	Conversely,	On the contrary,
On the other hand,	Instead,	, but

文中のつなぎ（従位接続詞：副詞節を導く）		
Although S V _____,	, whereas S V _____,	while S V _____,

文中のつなぎ（前置詞／群前置詞：副詞句を導く）	
Despite 名詞（相当語句）___,	, despite the fact that S V ….
, regardless of 名詞（相当語句）	In contrast to 名詞（相当語句）___,
Contrary to 名詞（相当語句）___,	Unlike 名詞（相当語句）___,
instead of 名詞（相当語句）___,	Compared with 名詞（相当語句）___,
Compared to 名詞（相当語句）___,	

Ⅱ. 原因・理由（因果関係1）

文と文のつなぎ（副詞／副詞句／等位接続詞）		
Thus, S V ….	Therefore, S V ….	Hence, S V ….
Consequently, S V ….	Accordingly, S V ….	As a result, S V ….
S then V ….	, and S V ….	

文中のつなぎ（従位接続詞：副詞節を導く）		
Because S V _____,	Since S V _____,	, so that S V ….

文中のつなぎ（前置詞／群前置詞：副詞句を導く）	
because of 名詞（相当語句）___,	due to 名詞（相当語句）___,
as a result of 名詞（相当語句）___,	as a consequence of 名詞（相当語句）___,
for 名詞（相当語句）___,	, thereby 現在分詞 ….

Ⅲ. まとめ・導入（因果関係2）

文と文のつなぎ（副詞／副詞句）	
Taken together, S V ….	In conclusion, S V ….
Collectively, S V ….	In summary, S V ….
Overall, S V ….	Here S V ….
In this study, S V ….	

Ⅳ. 追加

文と文のつなぎ（副詞／副詞句）		
Moreover, S V ….	Furthermore, S V ….	Further, S V ….
In addition, S V ….	Additionally, S V ….	In particular, S V ….
Similarly, S V ….	Likewise, S V ….	Finally, S V ….
First, S V ….　Second, S V ….　Third, S V ….		
文中のつなぎ（従位接続詞：副詞節を導く）		
, which in turn S V ….		
文中のつなぎ（前置詞／群前置詞：副詞句を導く）		
In addition to 名詞（相当語句）＿＿,	Besides 名詞（相当語句）＿＿,	

Ⅴ. 例示

文と文のつなぎ（副詞／副詞句）	
For example, S V ….	For instance, S V ….
In fact, S V ….	Indeed, S V ….
文中のつなぎ	
e.g., （括弧つきが多い）	

Ⅵ. 同格

文中のつなぎ	
, for example, 名詞（相当語句）	, namely, 名詞（相当語句）

4　その他のsignpostとなる表現

　　文章の構成をつくるうえで，特に重要なものは前述したつなぎ表現であるが，その他の定型表現もsignpostとして機能する．

①因果関係を示す表現			
cause	lead to	result in	contribute to
require	necessary	sufficient	responsible

②提示の表現

show that	indicate that	reveal that	demonstrate that
conclude that	propose that	hypothesize that	observe that
find that	discover that	determine that	suggest that
imply that			

③未解明の問題を示す表現

unknown	unclear	uncertain	elusive
controversial	undefined	unresolved	limited
underlying remain	little is known	problem	issue
be not well understood		be not well defined	
be not known		be not clear	
have not been identified		have not been established	
have not been studied		have not been investigated	
have not been reported		have not been determined	

④変化を示す表現

increase	decrease	change
alter	abolish	induce
inhibit	activate	suppress

⑤目的を示す表現

(in order) to *do*	sought to *do*	aim to *do*	attempt to *do*
The purpose of this study was to *do*			

⑥重要性を示す表現

important	critical	crucial	key
essential	role (play〜role in)	model	approach

⑦特徴を示す表現

be	be associated with	be more like to
be characterized by	include	possess

練習 ❸

例文❶ にある signpost および,それに準じるキーワードに印をつけよう.

例文❶

Type 2 diabetes mellitus is a leading cause of end-stage renal disease (ESRD) worldwide (1). Diabetes causes vascular dysfunction in the kidney, leading to the development of proteinuria and a reduced glomerular filtration rate (GFR). Thus, patients with diabetes have an increased risk for the progression to ESRD. However, previous studies including control of dietary glucose or protein have produced mixed results in the prevention of ESRD (2, 3).

The renin-angiotensin-aldosterone system (RAS) is a key regulator of blood pressure, which may be involved in the development of ESRD (4). A reduced GFR activates the RAS, leading to an elevated blood pressure. Treatment with inhibitors of RAS has been reported to decrease the level of proteinuria as well as blood pressure (5). MOV is a novel inhibitor of NF-MOVE, which is a transcriptional activator of RAS. A recent study performed on a mouse model of diabetic nephropathy showed that MOV can reduce the level of proteinuria for 50 weeks (6).

Here we report the result of a double-blind, placebo-controlled, randomized clinical trial of MOV. We investigated whether MOV reduces the risk of progression to ESRD in patients with diabetes.

解説

Type 2 diabetes mellitus is a leading cause of end-stage renal disease (ESRD) worldwide (1). Diabetes causes vascular dysfunction in the kidney, leading to the development of proteinuria and a reduced glomerular filtration rate (GFR). Thus, patients with diabetes have an increased risk for the progression to ESRD. However, previous studies including control of dietary glucose or protein have produced mixed results in the prevention of ESRD (2, 3).

The renin-angiotensin-aldosterone system (RAS) is a key regulator of blood pressure, which may be involved in the development of ESRD (4). A reduced GFR activates RAS, leading to an elevated blood pressure. Treatment with inhibitors of RAS has been reported to decrease the level of proteinuria as well as blood pressure (5). MOV is a novel inhibitor of NF-MOVE, which is a transcriptional activator of RAS. A recent study performed on a mouse model of diabetic nephropathy showed that MOV can reduce the level of proteinuria for 50 weeks (6).

Here we report the result of a double-blind, placebo-controlled, randomized clinical trial of MOV. We investigated whether MOV reduces the risk of progression to ESRD in patients with diabetes.

　読者は以下のような表現に注目すると，内容がすばやく理解できるであろう．
　　signpostとなるつなぎ表現：Thus, However, Here
　　signpostとなる動詞：cause, leading to, report
　　signpostに準じる重要表現：a leading cause of, an increased risk for, previous studies, recent study（produce mixed resultsやa key regulator ofもそれに近い）
　Introductionのsignpostとして最も重要なのが，問題提起を行うときに使う**逆接**のHoweverである．また，**論理展開**を重視するときには，Therefore や Thus が用いられる．この研究で何を行うのかを示すHereではじまる文は，**Move-3**の冒頭で使われる．

コラム 3

論文を書くための型を学ぼう

・論文を書くために必要な型

論文を書く際には，以下のような型を身につけるとよい．
① 論文の型（IMRaD → Move）
② パラグラフの型（パラグラフ・ライティング）
③ 英文の型（SVOCと句・節の文法）
④ 英単語の型（英単語の文法）
⑤ 定型表現の型（頻出表現）

多くの論文は，IMRaD（Introduction, Methods, Results, and Discussion）で構成されている．そして，IMRaDの各項目は複数の**パラグラフ**で構成され，それぞれのパラグラフは複数の**英文**で，英文はたくさんの**英単語**で構成されている．そして，それぞれに組立てや使い方のポイント，つまり「型」がある．さらに，**定型表現**はこれら4つの要素横断的に重要な要素である．

本書で示す**Move**は，IMRaDの各要素をさらに細かく分解したものである．IMRaDはだれでも知っていることだが，その知識だけでは論文をうまくまとめることは難しい．それぞれの項目内をどのように構成すればよいのか？それを体系化するものがMoveとしてまとめられる型である．さらに，論文ではさまざまな**定型表現**が使われることも，だれもが知っていることであろう．本書では，そのような定型表現の型がMoveと関連づけてまとめてある．どこでどのような定型表現が用いられるのか，それを合わせて知ることができれば大きなスキルアップにつながるはずである．また，**パラグラフ**の型となるパラグラフ・ライティングのポイントも本書で解説してあるので

column

活用していただきたい．本書ではあまり取り扱わないが，**英単語**の型や**英文**の型を学ぶこともきわめて重要である．それに関しては，拙著，ライフサイエンス辞書シリーズ（羊土社）を参照していただければ幸いである．

このように論文を書く際には，さまざまな型を総合的に学ばなければならない．たいへんなことかもしれないが，常にさまざまなことに気を配り，全体を体系化しながら学ぶ姿勢をもつことが重要である．本書には，そのための手がかりとなる，**Moveの型**と**定型表現の型**が示してある．

・目に見える型と目に見えない型

IMRaDの4つの論文の型をだれもが知っているのは，それが**目に見える型**であるからだ．一方，Moveは**目に見えない型**である．本書で示すMoveの特徴を理解することによって，**目に見えない型が見えるようになる**．これがスキルアップのためのポイントである．その他の論文にある目に見える型としては，**見出し・小見出し**があげられる．一方，本書で紹介する**論文のシンメトリー構造**や**パラグラフの構成要素**はあまり目には見えない型である．しかし，これらをよく理解したうえで論文を読めば，その型がだんだんと見えるようになる．また，定型表現のうち，つなぎ表現は目に見える型に近いであろう．それでも，例えばHoweverが重要なsignpostであることを意識するのとしないのとでは，見えてくるものに大きな違いがでる．つまり，本書に示す定型表現の型を学んで論文を読めば，目に見えない型が見えるようになって理解力が高まるわけである．もちろん，目に見えない型は意識していない人にはよく見えない．しかし，見えない人にも**分かりやすい文章**という意味では見えてくる．このように本書で示す型を身につけることが，分かりやすくて説得力のある文章を書くための基本となるのである．

4 論文における時制の意味とその重要性

　日本語の時制の使い方は英語の影響を大きく受けているので，大筋は日本語も英語も同じであるが，英語の時制は日本語の時制よりも大きな意味をもつことが多い．そのため，英語では時制の違いによって，読者の受け取り方がどのように違うのかをよく理解して使い分けに注意する必要がある．

　論文で使われる主な時制は，現在形，現在完了形，過去形の3つである．それぞれの使い方をまとめると以下のようになる．

①現在形	真実，一般的事実（説明），解釈，主張，結論，現在起こっていること
②現在完了形	過去から現在まで続いていること（継続），著者が注目している先行研究に関する話題提供（現在でも重要な過去の研究内容：複数の論文を引用する）
③過去形	行ったこと（方法），過去の出来事（研究結果），過去の研究内容（現在とは異なる場合）

■ 時制の使い分けのポイント

　重要なことであれば，現在形か現在完了形で書くことが望ましい．現在完了形は，過去から現在に至るまでの時の流れを示している．現在においても重要な過去の論文（複数）を引用する場合に，現在完了形が用いられることが多い．

　現在形と過去形とを比べてみると，単なる時間軸の問題だけでなく，**解釈**，**主張**，**結論**という重要なことは現在形で書くという大きな違いがある．過去形はあくまで過去の事実に過ぎないので，先行研究の内容を過去形で書くと，その研究は重要度が低いことを示唆することにもなる．

「論文では事実と意見を分けなさい」といわれたことがあるかもしれないが，英語の場合は過去形と現在形によってそれを分けることができる．ここでいう事実とは，一般的な事実ではなく研究結果のことである．また，意見とはその解釈のことである．つまり，具体的な結果は過去形，それを抽象化した意見は現在形で書くようにするとよい．

過去形	事実（出来事）	具体的（specific）
現在形	意見	抽象的（general）

　もう少し具体的に考えてみよう．

> Dec1 plays an important role in circadian regulation (1).
> Dec1は概日リズム調節において重要な役割を果たす

　この文がIntroductionの冒頭にあれば，その内容は一般的な真実を示している．その根拠として文献（1）が引用されているわけである．

> Previous studies have shown that Dec1 plays an important role in circadian regulation (1, 2).
> 以前の研究は，Dec1が概日リズム調節において重要な役割を果たすことを示している

　このような現在完了形の文は，現在においても重要であると著者が考える知見を示すために使われる．過去から現在までの時間の流れのなかで，著者が複数の先行研究の共通点をみつけ出して話題提供をしているので，通常，複数の論文が引用される．

　逆に，次に示すような1つの論文の著者が主語になる場合は，過去形で書かなければならない．

> Kawamoto et al. (1) found that Dec1 played an important role in circadian regulation.
> Kawamotoらは，Dec1が概日リズム調節において重要な役割を果たすことをみつけた

　この文は，単に過去の事実を述べているに過ぎない．同時にその内容は，現在の著者の意見とは異なることが示唆される．したがって，前述の現在形や現在完了形の文とは意味することが大きく異なる．

> We found that Dec1 played an important role in circadian regulation.
> われわれは，Dec1が概日リズム調節において重要な役割を果たす（果たした）ことをみつけた

　この文が，もし，Discussionにあったらどのような解釈になるのであろうか．that節のなかの動詞（played）が過去形になることを，英文法的には時制の一致という．しかし，これは日本語の時制の不一致ともいえるのではないだろうか．that節のなかの文が，本来は現在形であるものが時制の一致で過去形になるのか，それとも，もともと過去形であるのかはこの文章から判断できない．つまり，このような文は，あくまで過去の出来事を示しているに過ぎない．著者の主張を述べるには相応しくない文なのである．
　では，どのように書けばよいのであろうか．

> Our findings demonstrate that Dec1 plays an important role in circadian regulation.
> われわれの知見は，Dec1が概日リズム調節において重要な役割を果たすことを実証する

であれば，大いに著者の主張を述べていることになる．主張は現在形で述べる．これが，英語の原則である．

練習 ❹

例文 ❶ の動詞に赤のマーカーで印をつけ，時制の使い分けの意味を考えよう．

例文 ❶

Type 2 diabetes mellitus is a leading cause of end-stage renal disease (ESRD) worldwide (1). Diabetes causes vascular dysfunction in the kidney, leading to the development of proteinuria and a reduced glomerular filtration rate (GFR). Thus, patients with diabetes have an increased risk for the progression to ESRD. However, previous studies including control of dietary glucose or protein have produced mixed results in the prevention of ESRD (2, 3).

The renin–angiotensin–aldosterone system (RAS) is a key regulator of blood pressure, which may be involved in the development of ESRD (4). A reduced GFR activates the RAS, leading to an elevated blood pressure. Treatment with inhibitors of RAS has been reported to decrease the level of proteinuria as well as blood pressure (5). MOV is a novel inhibitor of NF-MOVE, which is a transcriptional activator of RAS. A recent study performed on a mouse model of diabetic nephropathy showed that MOV can reduce the level of proteinuria for 50 weeks (6).

Here we report the result of a double-blind, placebo-controlled, randomized clinical trial of MOV. We investigated whether MOV reduces the risk of progression to ESRD in patients with diabetes.

解説

　ここでは,「動詞」というカテゴリーをどのように捉えるかが, まず問題となる. ここでいう動詞とは, 品詞としての動詞のことではないので分詞は含まれない. ただし, 受動態, 完了形, 進行形の場合は, be動詞またはhaveと分詞をセットで動詞扱いとする. また, 節のなかの動詞は, 動詞のカテゴリーに入れるべきであろう. 主語と動詞が存在するのが節の定義だからである.

　例文❶ には, 11の文と5つの節が含まれている. 合計14の動詞のうち, 現在完了形★が2つ, 過去形★が2つ, 残りが現在形である.

　現在完了形：2つの現在完了形は著者が注目している重要な先行研究を引用していると考えてよいであろう. 現在完了形を使うためには, 過去から現在に至るまでの時間の流れが必要なので, できるだけ新しい論文を含む複数の論文またはそれらの内容を紹介した総説を引用することが望ましい.

　過去形：★1のA recent study … showed thatのところは, 重要な先行研究の紹介ではあるものの1つの研究が主語になっているので過去形にせざるを得ない. ただし, thatのなかは現在形になっているので, その内容自体は真実, 事実を述べていると解釈できる. もう1つの過去形である★2のWe investigated whetherのところは,「行ったこと」を述べているので過去形となる. Here we investigate whetherのようにすることも可能だが, すでにHere we reportと述べているので, ここではHereの連発となって相応しくない. また, 元来, investigateは過去形で用いることが多い動詞である.

　現在形：現在形のHere we reportは「現在起こっていること」を述べていると解釈できる. その他の現在形は, すべて「事実」の説明と考えてよいであろう.

Type 2 diabetes mellitus is a leading cause of end-stage renal disease (ESRD) worldwide (1). Diabetes causes vascular dysfunction in the kidney, leading to the development of proteinuria and a reduced glomerular filtration rate (GFR). Thus, patients with diabetes have an increased risk for the progression to ESRD. However, previous studies including control of dietary glucose or protein have produced★1 mixed results in the prevention of ESRD (2, 3).

The renin-angiotensin-aldosterone system (RAS) is a key regulator of blood pressure, which may be involved in the development of ESRD (4). A reduced GFR activates the RAS, leading to an elevated blood pressure. Treatment with inhibitors of RAS has been reported★2 to decrease the level of proteinuria as well as blood pressure (5). MOV is a novel inhibitor of NF-MOVE, which is a transcriptional activator of RAS. A recent study performed on a mouse model of diabetic nephropathy showed★1 that MOV can reduce the level of proteinuria for 50 weeks (6).

Here we report the result of a double-blind, placebo-controlled, randomized clinical trial of MOV. We investigated★2 whether MOV reduces the risk of progression to ESRD in patients with diabetes.

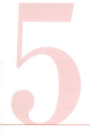

引用のルール

　論文執筆において引用のルールを正しく守らないと，剽窃の疑いをかけられることがあるので特に注意が必要である．引用のルールというと，文献リストの記載方法や本文中での引用方法を思い浮かべる人が多いかもしれない．しかし，そのような記載のフォーマット以外にも理解しておかなければならない大切なルールがある．それは，研究論文では①必ず先行研究を引用し，その内容に敬意を払うこと，②今回の論文のオリジナリティーがどこにあるのかを明確にすること，の2つである．

　引用の方法としては，大きく分けて**直接引用**と**間接引用（要約）**との2つがある．直接引用では，引用元の記載を一言一句変えることなく正確に転記し，ダブルコーテーションマーク（" "）で括って，引用文が明確にわかるようにする必要がある．しかし科学論文では，通常，直接引用は行わず間接引用を行う．多くの場合は，その内容を情報源として要約することになる．その際には，ダブルコーテーションマークは必要ないが，その代わりオリジナルの文献の文章を丸写ししてはならない．なお，直接引用，間節引用いずれの場合も，引用文献の明記は必要である．

　論文を書くうえで非常に大切なことは，すべての内容に根拠が必要であるということである．いい加減な憶測や思い込みで書いてはならない．また，書いた内容が今回の自分の研究に基づくものなのか，それとも他の研究に基づくものなのかを読者が明確に理解できるようにしなければならない．他の研究から得た情報には必ず引用文献を明記しなければならない．

練習 ❺

例文❶にある引用文献について，引用の目的とどの文に対して根拠となっているかについて考えよう．また，原著論文以外にも総説が引用されることがあるが，どの文献が総説であろうか．問題を解きながら自身の論文での引用についても考えてみるとよい．

例文❶

Type 2 diabetes mellitus is a leading cause of end-stage renal disease (ESRD) worldwide (1). Diabetes causes vascular dysfunction in the kidney, leading to the development of proteinuria and a reduced glomerular filtration rate (GFR). Thus, patients with diabetes have an increased risk for the progression to ESRD. However, previous studies including control of dietary glucose or protein have produced mixed results in the prevention of ESRD (2, 3).

The renin-angiotensin-aldosterone system (RAS) is a key regulator of blood pressure, which may be involved in the development of ESRD (4). A reduced GFR activates the RAS, leading to an elevated blood pressure. Treatment with inhibitors of RAS has been reported to decrease the level of proteinuria as well as blood pressure (5). MOV is a novel inhibitor of NF-MOVE, which is a transcriptional activator of RAS. A recent study performed on a mouse model of diabetic nephropathy showed that MOV can reduce the level of proteinuria for 50 weeks (6).

Here we report the result of a double-blind, placebo-controlled, randomized clinical trial of MOV. We investigated whether MOV reduces the risk of progression to ESRD in patients with diabetes.

解説

　引用の目的は，書かれた内容に対する根拠を提供することである．第1パラグラフの第1文に文献1が引用されているので，第1文の内容の根拠はその文献にあることがわかる．第2文と第3文には引用文献が付されていないが，それらの内容に関しても，文献1が根拠であると推測される．第4文では，文献2と文献3が引用されている．この文は現在完了形で書かれているので，複数の引用文献がある方が自然であろう（Part1–4参照）．第2パラグラフの第1文では文献4が引用してあるが，この文献は次の第2文の根拠にもなっていると考えられる．第3文では新たな文献5が引用されている．この文は現在完了形なので，文献5は総説かもしれないと想像される．第4文では，新たな文献6が引用されている．第3パラグラフには，引用文献は1つもない．ここ（**I** Move-3）は今回の研究で，示すこと，行ったことなので，文献的根拠は必要ないであろう．上でも述べたように，文献5は総説であることが推測される．それ以外も，文献1のような包括的な情報を提供する文献としては総説が相応しい．また，A recent studyと書いてある文献6以外は，どれが総説であっても不思議ではない．

復習問題

以下は，これまでの内容をまとめる復習問題なので，ぜひ考えてみよう．

復習 ❶

次のIntroductionの文章の問題点を指摘してみよう．主にパラグラフ構成の観点から，**例文❶**と比較しながら考えてもらいたい．パラグラフ構成の重要性がわかるはずである．

例文❷

Type 2 diabetes mellitus is a leading cause of end-stage renal disease (ESRD) worldwide (1). Diabetes causes vascular dysfunction in the kidney, leading to the development of proteinuria and a reduced glomerular filtration rate (GFR). Thus, patients with diabetes have an increased risk for the progression to ESRD.

However, previous studies including control of dietary glucose or protein have produced mixed results in the prevention of ESRD (2, 3).

The renin-angiotensin-aldosterone system (RAS) is a key regulator of blood pressure, which may be involved in the development of ESRD (4). A reduced GFR activates the RAS, leading to an elevated blood pressure.

Treatment with inhibitors of RAS has been reported to decrease the level of proteinuria as well as blood pressure (5). MOV is a novel inhibitor of NF-MOVE, which is a transcriptional activator of RAS. A recent study performed on a mouse model of diabetic nephropathy showed that MOV can reduce the level of proteinuria for 50 weeks (6).

Here we report the result of a double-blind, placebo-controlled, randomized clinical trial of MOV. We investigated whether MOV reduces the risk of progression to ESRD in patients with diabetes.

> **日本語訳**
>
> 　2型糖尿病は，世界中で末期腎不全（ESRD）の主な原因の1つである．糖尿病は腎臓において血管の機能不全を引き起こすが，それはタンパク尿の発症と糸球体濾過速度（GFR）の低下につながる（1）．したがって，糖尿病患者はESRDに進行するリスクが高い．
>
> 　しかし，食事性の糖やタンパク質のコントロールを含むこれまでの研究は，ESRDの予防に関して明確な結果をもたらしていない（2, 3）．
>
> 　レニン-アンギオテンシン-アルドステロン系（RAS）は，ESRDの発症に関与するかもしれない血圧調節の鍵となる調節因子である（4）．GFRの低下はRASを活性化し，それは血圧の上昇につながる．
>
> 　RASの阻害剤による処置は，血圧だけでなくタンパク尿のレベルも低下させることが報告されている（5）．MOVは，RASの転写活性因子であるNF-MOVの新規の阻害剤である．糖尿病性腎症のマウスモデルにおける最近の研究は，MOVが50週にわたってタンパク尿のレベルを低下させ得ることを示した（6）．
>
> 　ここにわれわれは，MOVの二重盲検プラセボ対照ランダム化臨床試験の結果を報告する．われわれは，MOVが糖尿病患者においてESRDへの進行のリスクを低下させるかどうかを精査した．

解説

例文❷ の文章自体は，**例文❶** と全く同じである．しかし，明らかにパラグラフの数が多すぎる．確かに1つのパラグラフで1つのことを扱っているようにも思えるが，ここまで分断してしまってはかえって焦点がわかりにくくなる．このIntroductionで述べたいことは，「糖尿病患者にMOVを投与したらESRDへの進行が抑えられるのではないか」ということである．したがって，ここで述べるべきことは，(1) ESRDへの進行を抑える方法が確立していないこと，(2) MOVにその可能性があること，(3) 今回の研究の紹介の3点である．このようなポイントを3つのMoveに対応させることを考えるとよい．ただし，実際には **Move-1** から **Move-2** への

移行はかなり連続的なものである．したがって論文を書く際は，まずはIntroductionで述べるべきことを明確にし，パラグラフの構成から考えていくのがよいであろう．なお，最後の一文がthesis statementである．

過去の論文の問題点を分析することは，自身の執筆の向上につながるので積極的に行ってほしい．

復習 ❷

次のIntroductionの文章の問題点を指摘してみよう．パラグラフは1つしかないが，これがIntroductionのすべてであると仮定して考えてもらいたい．

例文 ❸

　Type 2 diabetes mellitus causes vascular dysfunction in the kidney, leading to the development of proteinuria and the decrease in the glomerular filtration rate (GFR) (1). Patients with diabetes have an increased risk for the progression to end-stage renal disease (ESRD). Previous studies including control of dietary glucose or protein have produced mixed results in the prevention of ESRD (2, 3). The renin-angiotensin-aldosterone system (RAS) is a key regulator of blood pressure, which may be involved in the development of ESRD (4). A reduced GFR activates RAS, leading to an elevated blood pressure. Treatment with inhibitors of RAS has been reported to decrease the level of proteinuria as well as blood pressure (5). MOV is a novel inhibitor of NF-MOVE, which is a transcriptional activator of RAS. A recent study performed on a mouse model of diabetic nephropathy showed that MOV can reduce the level of proteinuria for 50 weeks (6).

日本語訳

　2型糖尿病は腎臓において血管の機能不全を引き起こすが，それはタンパク尿の発症と糸球体濾過速度（GFR）の低下につながる（1）．糖尿病患者は，ESRDに進行するリスクが高い．食事性の糖やタンパク質のコントロールを含むこれまでの研究は，ESRDの予防に関して明確な結果をもたらしていない（2, 3）．レニン-アンギオテンシン-アルドステロン系（RAS）は，ESRDの発症に関与するかもしれない血圧調節の鍵となる調節因子である（4）．GFRの低下はRASを活性化し，それは血圧の上昇につながる．RASの阻害剤による処置は，血圧だけでなくタンパク尿のレベルも低下させることが報告されている（5）．MOVは，RASの転写活性因子であるNF-MOVEの新規の阻害剤である．糖尿病性腎症のマウスモデルにおける最近の研究は，MOVが50週にわたってタンパク尿のレベルを低下させ得ることを示した（6）．

解説

次のような問題点が考えられるのではないだろうか．

① topic sentence が不明確

② 話題が1つではない

③ つなぎ表現がない

④ 研究目的が提示されていない

　これらの問題点は，この文章が 例文❶ とどこが違うのかを考えれば，自明であろう．①冒頭の一文を省いたために，テーマが何であるのかが読者にはなかなかわからない．②話題が異なるにもかかわらず，第1パラグラフと第2パラグラフをつないでしまったため，何が焦点なのかも不明確になった．③つなぎ表現となるsignpostもなくなったので，読者は情報をどのように整理したらよいかわからない．④第3パラグラフを省略したために，何をやろうとしているのかもわからない．実際，このように研究目的や何をやるのかが書かれていない論文は存在する．望ましいことではないので注意しよう．

Part 2

医学英語論文の構成パターンと特徴的英語表現

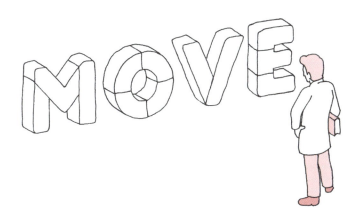

Part 2
医学英語論文の構成パターンと特徴的英語表現

　ここからは，論文のセクションごとにMoveの特徴と英語表現パターンについて述べる．Moveを比較検討しつつ，論文をより細かく解析することによって，論文の構成上の特徴および英語表現上の特徴を理解することができる．論文のどのパート（Move）でどのような表現を用いるのかには一定のパターンがあり，それを理解することが重要である．

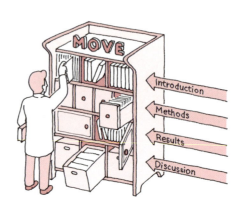

Introduction

Introduction の Move		
Move-1	perspective frame（読者を惹きつける視点）の提示	● 対象や分野の紹介 ● 重要性／研究する理由（大きな目的）の提示
Move-2	論点の絞り込み	● 重要な先行研究の紹介 ● 問題点の提示
Move-3	本研究の紹介	● 研究目的の提示 ● thesis statement（主な内容）の提示

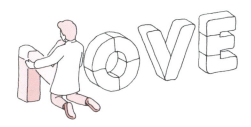

Introduction

構成と書き方

　Introductionの目的は，その論文を理解するために必要な**情報**を読者に提供し，**問題提起**を行い，同時に**読者の興味や共感**を高めることにある．もちろんそのためには，その論文で何を明らかにするのかを明示することが最も重要である．

1 構成のつくり方

　Introductionの構成のつくり方としては，perspective frameの設定からはじめてthesis statementに向かって話を絞り込んでいくようにするとよい．perspective frameとは，もともと画家が構図を決めるために使う枠のことである．「遺伝研メソッドで学ぶ科学英語プレゼンテーション」（平田たつみ，他：dZERO，2016）では，プレゼンテーションの冒頭で聴衆を引きつけるための仕掛けとしてperspective frameが紹介されている．これに習って，本書では**読者を惹きつける魅力的なIntroductionの導入部分**のことをperspective frameとよぶことにする．ここは論文の冒頭となるのできわめて重要である．ポイントは，少し専門から外れた人でも理解できるような話題からはじめることである．また，最後のDiscussionで関連する話題に**再び触れる**ことを前提にする方がよい（ コラム1 参照）．**研究対象を紹介**し，それを説明しつつその**重要性**や**問題点**の指摘，**問題の解決方法**の提示を行うパターンが多い．そこから，実際に論文で**取り組む問題**に話を絞り込んでいくわけである．

　著者が何を述べようとしているのかを示す文のことを，英語ではthesis statementという．本来，thesis statementとは**著者が主張したいことの表明**である．しかし，論文のIntroductionでは主張まで述べなくてもその**論文**

で何を述べようとするのかの方向付けを示すに留める場合も多い．あるいは，**方法や結果や結論を一文で示す**ことであってもよいし，**研究目的**やkey questionであったりしてもよい．英語論文の構成では最初から結論を述べる．パラグラフの冒頭にtopic sentenceを置くのと同様に，Introductionにはthesis statementを置くことが必要であることを理解しよう．

2 IntroductionのMove構成

Introductionの内容は，3つのMoveからなる**3部構成**と考えるとわかりやすい（Move-1, 2, 3）．

Move-1では，perspective frameを設定する．研究対象（疾患）の特徴や重要性などの読者を惹きつけるわかりやすい情報からはじめて話を展開する．研究を行う理由，すなわち大きな目的についても提示することが多い．

Move-2では，**論点の絞り込み**を行う．重要な先行研究を紹介しつつすでにわかっていることの詳細をまとめ，そのうえで問題点や具体的な課題の提示を行う．また，研究をユニークで優れたものであると示す着眼点についてもしっかり説明しておきたい．

Move-3では，**本研究の紹介**を行う．そのなかでthesis statementを述べることが最も重要である．そのために，研究目的は何であるのかや今回の研究で何を行う（行った）のかについて述べる．

医学英語論文のIntroductionは短いものが多く，Move-1とMove-3はそれぞれ1つのパラグラフで，Move-2は2つ程度のパラグラフでまとめるものが一般的であろう．Part1の**例文❶**はIntroductionの例であるが，3パラグラフ構成なので，それぞれのパラグラフが1つのMoveに対応する．

Introductionの構成の最も単純な図式は，「背景情報」→「問題提起」→「方向付け」である．ここでいう「背景情報」とは「問題提起」のために必要な最低限の情報であり，「方向付け」とは「問題提起」を受けて，この論文で

何を行うのかの「方向付け」である．実際には，これにさまざまな要素を追加していくことになる．

　論文を書くときには，まずはこれら3つのMoveを意識しよう．ただし，**Move-1**と**Move-2**の内容的な区別はあまり明確ではない場合もある．例えば，**Move-1**のperspective frameを規定する冒頭の一文にも先行研究の引用が必要であるので，「先行研究の紹介」という**Move-2**の要素が含まれている．また，前述した「問題提起」は何度も行われることがあり，その場合，最初に大きな「問題提起」（**Move-1**）を行い，それから小さな「問題提起」（**Move-2**）へと移っていく．問題提起1→回答1→問題提起2→回答2とくり返すパターンもよくみられる．

　また，Moveの切れ目が，必ずしもパラグラフの切れ目に対応するとは限らない．パラグラフの切れ目は，内容的な切れ目や分量のバランスを優先すべきであるからだ．例えば，Hereなどの**Move-3**をあらわす表現があればMoveの切れ目は明確なので，最後の「問題提起」（**Move-2**）に続けて同じパラグラフ内で**Move-3**に移行することも少なくない．

Move構成と英語表現

Move-1は，研究対象の**紹介**ではじまることが多い（時制は**現在形**を用いる）．次のような「疾患が死亡などの原因となる」という表現が非常によく用いられる．

- Cardiovascular disease is the leading cause of death
  （循環器疾患は死亡の主要な原因である）

論文の冒頭でこのように述べる意図は，その治療法を確立することがいかに重要であるかを読者に印象づけることにある．これも一種のperspective frameであろう．

Move-2では，**重要な先行研究の紹介**を行うことが多い．以下のような表現がよく用いられる．

- Recent studies have reported 〜（最近の研究は，〜を報告している）
- … has been shown to *do*（…は，〜することが示されている）

現在完了形を用いるときは，複数の論文もしくは総説を引用する．時間的継続性を示す必要があるからである．一方，過去の論文を1つだけを引用する場合は，**過去形**でなければならないであろう．ただし，過去形を用いるということは，現在は状況が異なることを示唆しているので注意が必要である．

問題提起を行う表現としての**However,**（しかし，）は，半数以上の論文のIntroductionで使われるきわめて重要なものである．**Move-2**は，複数のパラグラフにわかれることも多い．

Move-3では，次のような**今回の研究で行ったこと**を述べる表現が冒頭で使われる．

- Here we report 〜（ここにわれわれは，〜を報告する）
- In this article, we present 〜（この論文で，われわれは〜を示す）

Introduction

Ⅰ Introduction Move-1 の分析

| Ⅰ Move -1 | perspective frame（読者を惹きつける視点）の提示 | ● 対象や分野の紹介
● 重要性／研究する理由（大きな目的）の提示 |

　Ⅰ Move-1 では，**紹介のための表現**が特徴的である．一般的に認められている事実・真実は現在形で書く（Part1-4 参照）．論文の冒頭は現在形で研究対象の紹介を行うのが原則である．英語では重要なことは現在形で書くのが原則なので注意しよう．

　キーワード・ランキング 1 位は，is である．ここでは，現在形の動詞（is, are, affects）を用いて研究対象（disease, cancer, virus, hepatitis）を紹介する表現が多い．影響が大きいことや範囲が広いことを leading cause, most common cause, major cause, chronic, mortality, morbidity, worldwide, million, often などを用いて示す．それによって，perspective frame の提示となる．さらに，decades や recent と現在完了形（have, been）を使って最近の動向が示される．remains などを用いた問題提起の表現も使われる．

キーワード・ランキング

1 is	9 most	17 often	25 high	33 public
2 has	10 health	18 remains	26 morbidity	34 annually
3 are	11 common	19 human	27 lung	35 progressive
4 have	12 many	20 affects	28 recent	36 recognized
5 worldwide	13 leading	21 virus	29 usually	37 hepatitis
6 disease	14 cause	22 major	30 such	38 characterized
7 been	15 million	23 people	31 agents	39 century
8 cancer	16 decades	24 chronic	32 since	40 can

重要キーワード

名詞：cause, death, morbidity, cancer, risk, decades

動詞：is/are（現在形），characterized

その他：common, leading, major, most, worldwide, recent

紹介表現

　　Introductionの冒頭で最も多いのが，研究対象を紹介する表現である．疾患の原因，その重篤性やその他の特徴を述べることが多い．

❶ [疾患／病態] を紹介する表現1（主な原因）

　「疾患が特定の集団で死亡などの主な原因になる」という，医学英語論文の冒頭で最もよくあるパターンである．

[疾患／病態]（～ cancer/～ disease/～ infection/stroke）	is（～である）	the most common cause of（～の最もよくある原因）	death（死亡）	worldwide（世界中で）
		the/a leading cause of（～の主な原因）	morbidity（罹患）	in [場所／人]（～における）
		a major cause of（～の主要な原因）	disability（障害）	among [人]（～の間で）

> **例文** Tumor metastasis is the most common cause of death in cancer patients.（Proc Natl Acad Sci USA. 2005 102：3772)
> 　**訳** 腫瘍の転移は，癌患者における死亡の最もよくある原因である
> Venous thromboembolism (VTE) is a leading cause of morbidity and mortality worldwide.（Annu Rev Physiol. 2011 73：515)
> 　**訳** 静脈血栓塞栓症（VTE）は，世界中で有病と死亡の主要な原因である

❷ [疾患／病態] を紹介する表現2（主要な～である：原因以外）

　「疾患は，～である」のパターンで使われる紹介表現として，前述の「原因」以外にも以下のようなものがある．ここにあるchallenge（挑戦）の意味することは，problem（問題）とそれほど変わらないことに注意しよう．

[疾患／病態] (disease/ syndrome/ dysfunction/ injury/deficiency/ infection/failure/ neuropathy/ resistance/ fibrosis/ calcification/ addiction/cancer/ obesity/anemia)	is (〜で ある)	a/an	common (よくある〜)	complication(s) (合併症)
				(health/global) problem(s) 〔(健康／世界的) 問題〕
			major (主要な〜)	disorder(s)（疾患）
		one of the most (最も〜な…の 1つ)		concern(s)（懸念）
			important (重要な〜)	challenge(s)（挑戦／課題）

例文 Vascular calcification is a common complication in atherosclerosis.（J Biol Chem. 2011 286:12213)
訳 血管石灰化は，アテローム性動脈硬化症におけるよくある合併症である
Measuring the quality of health care delivery is one of the most critical challenges facing US health care.（JAMA. 1999 282:1184)
訳 医療供給の質の測定は，最も避けられない課題の1つである

❸ [疾患／病態] を紹介する表現3（特徴を述べる）

「紹介」のパターンとして，「〜である」以外に「〜によって特徴づけられる」，「〜と関連している」がよく使われる．

[疾患／病態] (〜 disease/ 〜 syndrome/ 〜 infection)	is	characterized by (〜によって特徴づけられる)	[現象] the presence of/ (the) accumulation of/ (the) formation of/ high levels of/ (the) loss of/ a deficit in/an increased risk of
		associated with (〜と関連している)	

例文 Type 2 diabetes (T2D) is characterized by insulin resistance and pancreatic beta-cell dysfunction, the latter possibly caused by a defect in insulin signaling in beta-cells.（Diabetes. 2012 61：301)
訳 2型糖尿病（T2D）は，インシュリン抵抗性によって特徴づけられる

Stress experienced in childhood is associated with an increased risk of developing psychiatric disorders in adulthood. (PLoS One. 2012 7：e48143)
> 訳 小児期に経験したストレスは，成年期における精神疾患発症のリスクの増加と関連している

近年を意味する表現

Introductionでは背景情報を提示する際に，近年を意味する表現がよく用いられる．

論文では，10年単位で過去を振り返る意味でdecade(s)がよく用いられる（yearsを用いてもまったく問題ない）．ここで使われるpastとrecentに大差はなく，どちらも「直近の」という意味である．以下の例は，文全体を修飾する副詞句および名詞を修飾する形容詞句の両方で使われる．

over（～の間に）	the past（過去の）	（なし）	decade（10年）
			century（1世紀）
			half century/half-century（半世紀）
in（～の間に）	the last（最後の）	～（数字）	years（年）
during（～の間に）		several（数）	
		few（2～3）	
for（～の間に）	recent（最近の）		decades（～10年）

例文 Over the past decade, West Nile virus (WNV) has spread to all 48 of the lower United States as well as to parts of Canada, Mexico, the Caribbean, and South America, with outbreaks of neuroinvasive disease occurring annually. (Proc Natl Acad Sci USA. 2010 107：2419)
> 訳 過去10年の間に，ウエストナイルウイルス（WNV）はアメリカ合衆国本土の48州すべてに伝播した

Radiation therapy has been the predominant treatment for patients with early stage follicular lymphoma for decades. (Curr Opin Oncol. 2012 24：475)
> 訳 数十年の間，放射線療法は早期濾胞性リンパ腫の患者に対する主な治療法であった

Introduction

I Move-2の分析

I Move-2	論点の絞り込み	・重要な先行研究の紹介 ・問題点の提示

　I Move-2では，**先行研究を提示する表現**や**問題提起を行う表現**が特徴的である．先行研究を引用するときには，時制に注意しよう．

　キーワード・ランキングは，1位 **has**，2位 **have** である．ここでは，現在完了形（has, have, been）を用いて先行研究（studies, evidence, trial）を紹介することが多い．また，however や limited などを使って問題提起も行われる．

キーワード・ランキング

1 has	8 can	15 care	22 concerns	29 prevention
2 have	9 evidence	16 its	23 reduce	30 violence
3 is	10 health	17 many	24 interleukin	31 recently
4 been	11 receptor	18 trials	25 suggested	32 shown
5 studies	12 limited	19 several	26 may	
6 are	13 such	20 clinical	27 often	
7 however	14 recent	21 that	28 now	

重要キーワード

　　主語となる名詞：study, evidence

　　動詞：have（現在完了形），been, shown, limited

　　その他：however, recent, lacking

先行研究を紹介する表現

I Move-2では，最近の重要な先行研究を紹介する表現がよく用いられる．その際に，現在完了形が用いられることが多いので注意しよう．

❶ 最近の重要な研究を紹介する表現1（受動態：〜が示されている）

重要な複数の論文を引用する場合は，現在完了形にする．一般的には，受動態は避ける方が望ましいがここではよく用いられる．

[疾患／状態／薬剤]	has/have been	shown to *do*（〜することが示されている）
		reported（報告されている）
		associated with（〜と関連している）
[方法]		used（使われている）
[もの]		identified（同定されている）
[知見]		limited（制限されている）

例文 Moderate alcohol consumption has been shown to be positively associated with increased bone mineral density (BMD). (Am J Clin Nutr. 2012 95：1261)
　訳 中程度のアルコール消費は，骨塩量の増加と正に相関することが示されている
A similar gender difference has been reported in some strains of transgenic mouse models of familial amyotrophic lateral sclerosis harbouring the G93A mutation in CuZn superoxide dismutase. (Brain. 2012 135：2865)
　訳 類似の性差が報告されている
Study of these diseases has been limited by an inability to sequence expanded CGG repeats, particularly in the full mutation range, with existing DNA sequencing technologies. (Genome Res. 2013 23：121)
　訳 これらの研究は，〜することができないことによって制限されてきた

❷ 最近の重要な研究を紹介する表現2（能動態：研究は〜を示してきた）

受動態とは違って，能動態でstudiesを主語として述べる場合を紹介する．重要な複数の論文を引用する場合は，現在完了形にする．

Introduction

several (いくつかの)	studies (研究は)	have	shown that 節 (〜ということを示してきた)
recent (最近の)			reported (〜を報告してきた)
			evaluated (〜を評価した)
previous (以前の)			focused on (〜に焦点を当ててきた)

例文 Previous studies have shown that cholesterol may nucleate in artificial membranes to form thick two-dimensional bilayer crystals. (Biophys J. 2012 103：255)
訳 以前の研究は，〜ということを示してきた

問題提起の表現

■Move-2では，過去の研究の問題点を指摘するための表現もよく用いられる．

❶ 問題提起するときの逆接表現（しかし）

問題提起を行うときは，Howeverを用いることが非常に多い．典型的には，〈譲歩〉〈逆説〉〈主張〉の流れとなる．AlthoughやDespiteではじまる文は，文の前半部分に譲歩の意味を含んでいる．HoweverやYetではじまる文には，それがないが，直前の文で譲歩に相当する表現があることも多い．

butは論文において，通常，文頭では用いない．Althoughは副詞節を導く接続詞であり，Despiteは副詞句を導く前置詞である．

However, (しかし,)
, but (, しかし)
Although _____, (〜だけれども)
Despite _____, (〜だけれども)

例文 However, the mechanisms remain unclear.（Am J Clin Nutr. 2012 95：1477）

　　訳 しかし，その機構は不明のままである

In mice, Ca sensitization causes ventricular arrhythmias, but the underlying mechanisms remain unclear.（Circ Res. 2012 111：170）

　　訳 カルシウム感作は心室性不整脈を引き起こす，しかし根底にある機構は不明なままである

Although dietary fat has been associated with prostate cancer risk, the association between specific fatty acids and prostate cancer survival remains unclear.（Am J Epidemiol. 2012 176：240）

　　訳 食事性脂肪は前立腺癌のリスクと関連づけられてきたけれども，特定の脂肪酸と前立腺癌生存率との間の関連は不明なままである

Despite advances in cancer treatment over the past few decades, metastatic disease remains the primary cause of morbidity and mortality.（J Nucl Med. 2012 53：779）

　　訳 過去20〜30年にわたる癌治療の進歩にかかわらず，転移性疾患は罹患率と死亡率の主な原因のままである

❷ 問題点を指摘する動詞・形容詞の表現

論文では，問題点を指摘するさまざまな表現が使われる．

[mechanism(s)] （機構は）	remain(s) （〜のままである）	unclear （不明な）
		controversial （議論の余地がある）
(function) （機能は）	is/are （〜である）	(largely) unknown 〔（ほとんど）知られていない〕

例文 BLM plays a role in homologous recombination; however, its exact function remains controversial.（Genes Dev. 2007 21：3085）

　　訳 しかし，それの正確な機能は議論の余地がある

Introduction

| However,
(しかし，)
, but
(，しかし) | it | remains
(〜のままである)
is
(〜である) | unclear
(不明な)
unknown
(知られていない) | whether
(〜かどうか)
how
(どのように〜か) |

例文 However, it remains unclear whether this results in improved survival or reduced morbidity after heart transplantation. (Transplantation. 2007 83：570)

訳 しかし，〜かどうかは不明なままである

| However,
(しかし，)
, but
(，しかし) | it | is not known
(知られていない)
is not clear
(明らかではない) | whether
(〜かどうか)
how
(どのように〜か) |

例文 However, it is not known whether ROCK2 plays an important role in the development of cardiac hypertrophy. (FASEB J. 2013 27：1439)

訳 しかし，ROCK2は心肥大の発症において重要な役割を果たしている

| However,
(しかし，)
, but
(，しかし) | little
(ほとんどない) | is | known
(知られている) | about
(〜について) |

例文 However, little is known about the role of HBV and HCV infection in other malignancies. (J Clin Oncol. 2008 26：4557)

訳 しかし，〜におけるHBVおよびHCV感染の役割についてはほとんど知られていない

However, (しかし，)	few (〜はほとんどない)	studies (研究は)	have	examined (〜を調べた)
				investigated (〜を精査した)
, but (，しかし)	no (〜はない)	data (データは)	are available (利用できる)	on (〜に関する)
			exist (存在する)	

例文 However, few studies have examined the association of iron and heme-iron intakes with breast cancer risk.（Am J Clin Nutr. 2010 92：1478）

訳 しかし，〜を調べた研究はほとんどない

Some research suggests that estrogen may have detrimental effects on the tear film and could influence the development of dry eye syndrome, but few data are available on this relationship.（JAMA. 2001 286：2114）

訳 ，しかしこの関連性に関するデータはほとんどない

(direct) (直接的な)	evidence（for〜） 〔(〜に関する) 証拠は〕	is	lacking (欠けている)
data（on〜） 〔(〜に関する) データは〕		are	limited (限られている)

例文 However, direct evidence for this is lacking because the soybeans were intrinsically labeled; thus, iron bound to other ligands, such as phytate, was also labeled.（Am J Clin Nutr. 2004 80：936）

訳 しかし，これに関する直接的な証拠は欠けている

Introduction

I Move-3の分析

I Move-3	本研究の紹介	・研究目的の提示 ・thesis statement（主な内容）の提示

　I Move-3では，**今回の研究を紹介する表現**や**研究目的を述べる表現**が特徴的である．

　キーワード・ランキング1位は，**we**である．著者（we）が，本研究において何を行うのかを示す表現が非常に多い．「〜かどうか（whether）」を調べる（investigate, determine, assess）表現，efficacy, safety, effectivenessなどを調べる（investigated, examine, compare, evaluate）表現，trialなどを行う（conducted）表現，報告する（report, describe）表現がよく使われる．また，研究目的（aim, objective）を示すための表現，仮説を述べるとき（hypothesize, hypothesis）の表現も特徴的である．hereやthereforeから，I Move-3をはじめることが多い．

キーワード・ランキング

1 we	8 conducted	15 trial	22 examined	29 controlled
2 whether	9 hypothesized	16 report	23 effectiveness	30 clinical
3 aimed	10 randomized	17 determine	24 compare	31 sought
4 assess	11 investigated	18 therefore	25 address	32 designed
5 efficacy	12 objective	19 describe	26 prospective	
6 safety	13 examine	20 investigate	27 evaluate	
7 aim	14 phase	21 here	28 hypothesis	

重要キーワード

主語となる（代）名詞：we, aim, objective, study

その他の名詞：efficacy, safety

動詞：assess, conducted, investigated, examine, examined, evaluate, compare, report, describe, hypothesized, aimed, sought

その他：here, therefore, whether

今回の研究を紹介する表現

I Move-3では，冒頭でHereやIn this studyなどからはじめて，今回の研究で行ったことを示す場合が多い．また，理由を述べて，「それゆえ〜を行った」とする場合もある．

❶ 今回の研究で何を報告するのかを示す表現1（ここに）

「Here we 〜（現在形）」で，**I Move-3**をはじめるパターンは非常に多い．ただし，必ずしもパラグラフの冒頭だけではなく，**I Move-2**の内容に引き続いて，同じパラグラフ内で「Here」が続くこともある．

Here （ここに）	we （われわれは）	report（〜を報告する）	the results of（〜の結果）
		describe（〜を述べる）	(the) results from/of （〜からの結果）
		present（〜を提示する）	

例文 Here we report the results of sequencing of XPO1 and NOTCH1 in 186 CLL cases. (Blood. 2012 119：329)

訳 ここに，われわれは〜の結果を報告する

In this study, we present results from meta-analyses and pooled analyses conducted as part of the International Consortium of Bladder Cancer. (Cancer Res. 2009 69：6857)

訳 われわれは，メタ分析からの結果を提示する

❷ 今回の研究で何を報告するのかを示す表現2（この研究において）

　このパターンで，**❶ Move-3** をはじめることも多い．In this article/report ではじまる文は現在形で書く．一方，In this study ではじまる文は過去形の場合が多い．

　同様の意味で「In the present study,」あるいは「In the current study,」が用いられることもある．

In this （この〜において）	study, （研究）	we （われわれは）	report （〜を報告する）
			present （〜を示す）
	article, （論文）		describe （〜を述べる）
			focus on （〜に焦点を当てる）
			investigated （〜を精査した）
	report, （論文）		sought to *do* （〜しようと努めた）
			aimed to *do* （〜することを目的とした）

例文　In this article, we focus on the potential roles of huntingtin-protein interactions in the pathogenesis of Huntington's disease. (Trends Genet. 2004 20：146)
　　訳 この論文において，われわれは〜の潜在的役割に注目する
　In this study, we investigated the efficacy of H. pylori eradication in preventing the progression of gastritis to gastric cancer in H. pylori-infected transgenic INS-GAS mice. (Cancer Res. 2008 68：3540)
　　訳 この研究において，われわれはH. ピロリの根絶の有効性を精査した

❸ 今回の研究を紹介する表現（われわれは〜を行った）

　we を主語として，行ったことを紹介する文がよく使われる．

we （われわれは）	conducted （〜を行った）	〜 trial/〜 study/〜 analysis
	performed （〜を行った）	
	assessed （〜を評価した）	the effect(s) of/the efficacy/ the association of /
	evaluated （〜を評価した）	
	examined （〜を調べた）	the association of/ the efficacy/the extent of/ whether 節
	investigated （〜を精査した）	
	tested （〜をテストした）	the hypothesis
	compared （〜を比較した）	the efficacy and safety of
	used （〜を使った）	data from
	hypothesized （〜を仮定した）	that 節

例文 We conducted a randomized, placebo-controlled trial to evaluate the efficacy of arthroscopy for osteoarthritis of the knee. (N Engl J Med. 2002 347：81)

訳 われわれは，〜を評価するために無作為化されたプラセボ対照治験を行った

We compared the efficacy and safety of ETV monotherapy with those of a combination of ETV and TDF. (Gastroenterology. 2012 143：619)

訳 われわれは，ETV単独療法の有効性と安全性を〜のそれらと比較した

We hypothesized that critically ill children with 2009 H1N1 and coinfections are at a higher risk of developing disseminated intravascular coagulation. (Crit Care Med. 2012 40：3246)

訳 われわれは，〜という仮説を立てた

❹ 原因を受けて，行ったことを述べる表現（それゆえ）

研究を行った理由を先に示してから，著者らが何を行ったかを述べる場合に使用する．

Therefore, （それゆえ，）	we （われわれは）	examined （〜を調べた）
		investigated （〜を精査した）
		conducted （〜を行った）
		performed （〜を行った）
		aimed to *do* （〜することを目的とした）

Introduction

> **例文** Therefore, we aimed to **examine whether** family history of diabetes mellitus (DM) is associated with nonalcoholic steatohepatitis (NASH) and fibrosis in patients with NAFLD. (Hepatology. 2012 56：943)
>
> **訳** それゆえ，われわれは〜かどうかを調べることを目的とした

We （われわれは）	therefore （それゆえ）	examined（〜を調べた） investigated（〜を精査した） conducted（〜を行った）

> **例文** **We therefore conducted** a phase 2 study using thalidomide and rituximab in symptomatic Waldenstrom macroglobulinemia (WM) patients naive to either agent. (Blood. 2008 112：4452)
>
> **訳** われわれは，それゆえ，第二相試験を行った

研究目的を述べる表現

Move-3では，研究目的を述べることも多い．to不定詞を用いるさまざまな表現がある．

❶ 研究目的を述べる表現

研究目的を述べるときにtheから文をはじめるパターンとourから文をはじめるパターンがある．「The aim of this study」などから文をはじめる場合は，以下のようになる．this studyが最もよく用いられる．

The	aim (目的は)	of (〜の)	this study (この研究)	was to (〜することであった)	determine (〜を決定する)
	purpose (目的は)		the present study (現在の研究)		examine (〜を調べる)
					investigate (〜を精査する)
	goal (目的は)		this review (このレビュー)	is to (〜することである)	assess (〜を評価する)
					test (〜をテストする)
	objective (目的は)		this article (この記事)		compare (〜を比較する)

例文 The objective of this study was to determine the role of the phosphoinositide 3-kinase (PI3K) regulatory subunits on AT macrophage (ATM) infiltration in obesity. (Diabetes. 2012 61：2495)

訳 この研究の目的は，〜の役割を決定することであった

「〜of this study」の場合の動詞は過去形だが，「〜of this review/article」の場合の動詞は現在形にすることが多い．研究を行ったのは過去のことで，この論文を書いているのは現在のことだからである．

研究目的を述べるときに「Our aim」などから文をはじめる場合は，以下のようになる．

Our (われわれの)	objective (目的は)	was to (〜することであった)	determine（〜を決定する）
			compare（〜を比較する）
			examine（〜を調べる）
	aim (目的は)		assess（〜を評価する）
			investigate（〜を精査する）
			establish（〜を確立する）
			estimate（〜を推定する）

Introduction

> **例文** Our aim was to investigate the prognostic significance of the immune microenvironment in patients with stage I lung adenocarcinoma (ADC). (J Clin Oncol. 2013 31：490)
>
> **訳** われわれの目的は，～を精査することであった

❷ 行ったことに対する意図を強調する表現 (we ～)

weを主語として，研究目的などを述べる表現としては以下のようなものがある．

(Here) (ここに)	we (われわれは)	aimed to (～することを 目的とした)	assess (～を評価する)
			determine (～を決定する)
			investigate (～を精査する)
			examine (～を調べる)
(In this study,) (この研究において，)		sought to (～しようと努 めた)	test (～をテストする)
			establish (～を確立する)
			describe (～を述べる)
			characterize (～を特徴づける)

> **例文** We sought to determine whether the profibrotic effect of IL-18 is mediated through Toll-like receptor 4 (TLR4). (J Biol Chem. 2012 287：40391)
>
> **訳** われわれは，～かどうかを決定しようと努めた

❸ 研究デザインを述べる表現 (～するために設計された)

studyを主語として，～するためにを表現する．

this	study (研究は)	was designed to (～するために設計された)	determine (～を決定する)
the present			evaluate (～を評価する)
the current			test (～をテストする)
trial (治験は)			investigate (～を精査する)

> **例文** The current study was designed to determine **whether** there are different neural correlates of processing positive and negative pictures using event-related brain potentials.（PLoS One. 2012 7：e45522）
> **訳** 現在の研究は，〜かどうかを決定するために設計された

❹ 研究仮説の検討を目的とする表現（〜かどうか調べるために）

whether と目的の to 不定詞を用いる．

to （〜するために／すること）	determine（〜を決定する）	whether （〜かどうか）
	assess（〜を評価する）	
	establish（〜を確立する）	
	investigate（〜を精査する）	

> **例文** We aimed **to establish whether** chemotherapy is always necessary in these patients.（Lancet. 2012 379：130）
> **訳** われわれは，〜かどうかを確立することを目的とした

❺ 有効性と安全性の検討を目的とするときの表現

「the efficacy and safety of」と目的の to 不定詞を用いる．

to （〜するために／すること）	assess（〜を評価する）	the efficacy and safety of （〜の有効性と安全性）
	evaluate（〜を評価する）	
	compare（〜を比較する）	

> **例文** We performed a randomized, double-blind, placebo-controlled, multicenter trial **to assess the efficacy and safety of** one-time injections of botulinum toxin A (200 to 240 units) in 126 subjects with increased flexor tone in the wrist and fingers after a stroke.（N Engl J Med. 2002 347：395）
> **訳** われわれは，〜の有効性と安全性を評価するために無作為二重盲検プラセボ対照多施設治験を行った

コラム 4

手本となる論文のみつけ方とその分析法

　本書で紹介する内容を実際の論文執筆に生かすためには，お手本になる良い論文をみつけて分析することが必要である．そのための論文選びの基準として以下のような点に留意するとよい．
　①ネイティブが書いたもの
　②自分の専門分野のトップジャーナルに最近載ったもの
　③構成が典型的な論文のパターンであるもの

　①については，あまり英語が上手でない日本人の論文を参考にしない方がよいのは当然である．ところが，手元にある文献をみたらみんな日本人が書いたものだったというのはよくあることである．日本人同士は発想が似ているので，同じような研究になってしまうのであろう．参考にする論文は慎重に選ぶことが必要である．
　②については，トップジャーナルに載った論文は，研究の内容はもちろんだが，論文の構成や文章の書き方も優れているものが多い．やはり，気合いの入り方が違うし著者の能力も違うのであろう．以前，手本になる論文をもってきなさいといったら，60年前の論文を提出した大学院生がいた．さすがにそこまで古いと英語表現にも変化がある．賞味期限は20年と考えるべきであろう．また，自分の専門分野の論文を参考にすべきなのはいうまでもない．
　③についても，あまり異論はないであろう．書こうとしている論文とスタイルが異なるものは参考になりにくい．まずは，数編でいいからお手本となりそうな論文をピックアップしよう．
　次に集めた論文の分析方法についてだが，論文以外に必要なものはマーカーペンである．少なくとも3色は用意しよう．場合によってはただのペンでも

column

構わないが，マーカーで色分けすると効果は倍増する．色分けは①topic sentence，②各パラグラフで最も言いたいこと，③signpost，について行う．良い英語論文は，おおむねパラグラフ・ライティングの原則に従って書かれている．パラグラフは，topic sentence, supporting sentences, concluding sentence の３つの要素で構成するのが原則で，特に，topic sentence は絶対に欠かせないものである．topic sentence は原則として冒頭の一文であり，パラグラフ全体の内容を示す働きがある．そこで，topic sentence が適切に書かれているかを確認して，よければマーカーで印をつける．次に，そのパラグラフで最も言いたいことは何かをみつけて，そこに別の色のマーカーで印をつけよう．多くの場合で，それは concluding sentence である．もし，それが topic sentence と一致する場合は何も印をつけなくてよい．複数ある場合は，同じ色で複数箇所をマークしてもよい．

さらに，本文でも述べた signpost（Part1-3 参照）にもマーカーで印をつけよう．signpost は論理展開を読者に理解してもらうための道具としてきわめて重要である．signpost のマークは機械的にできるので，こちらを最初にやってもよい．慣れてきたら，signpost の種類によって色分けするのもよいであろう．読者の注目を集めるものであれば何でも signpost として機能し得るので，動詞や名詞に印をつけても構わない．

このようにして，論文の流れのつくり方を研究するわけである．もちろん，本書で示すような Move 分析も，ぜひ行っていただきたい．Move の区切りに印をつけていくとよいだろう．本文でも述べるように，動詞の時制の検討も重要である．すべての動詞に対して，現在形，現在完了形，過去形の色分けをしてみるのもお勧めである．その場合はペンも用意しておくと，マーカーでつけた印と区別しやすくなる．

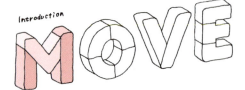

Methods

MethodsのMove	
Move-1	研究概略か研究対象の提示，対象の群分け
Move-2	研究の実施方法，データの収集方法
Move-3	統計などの計算によるデータ解析方法
Move-4	資金提供者および著者の役割

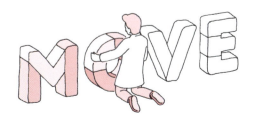

構成と書き方

Methodsでは，内容ごとに小見出しが立てられることが多い．MethodsのMoveの数は4つなので，小見出しの数は，通常4つ以上となる．したがって，同じMoveのパターンが複数の小見出しでくり返し使われることになる．

1 代表的な小見出しとMoveとの対応

実際の論文にみられる代表的な小見出しとMoveとの対応をまとめると次のようになる．

MMove-1に対応する小見出し	Study design and oversight		Patients
	Study population	Randomization	Masking
MMove-2に対応する小見出し	Procedures	Intervention	End points
	Outcomes	Adverse events and safety	
MMove-3に対応する小見出し	Statistical analysis		
MMove-4に対応する小見出し	Role of funding source		

なお，2つの小見出しをまとめて，**Randomization and intervention**のように示されることもある．特にこの例では，2つのMoveにまたがっているので注意が必要であろう．

また，ジャーナルによって，小見出しの定番がほとんど決まっている場合と，そうでもない場合とがある．例えばThe Lancet誌では，**Study design and patients, Randomisation and masking, Procedures, Statistical analysis, Role of funding source**が小見出しのお決まりのパターンである．もちろん，このような定番の小見出し以外のものを使っても通常は差し支えない．むしろ独自の方法を用いた論文の場合は，無理に定番にあてはめるよりもそれに基づいた小見出しにすべきであろう．

2 MethodsのMove構成

　Methodsは，小見出しごとに特徴的なパターンがあるので，必ず過去の論文を参考にする必要がある．

　M Move-1 ではStudy design and oversightが最初に示されることが一般的で，承認済みの治験の情報が述べられる．それに続く，PatientsやStudy populationで，研究対象（患者）の情報が述べられる．さらに，Randomization (and masking) では，対象の無作為化と盲検化の方法が述べられる．

　M Move-2 のProceduresでは研究方法が示され，Interventionでは治療の方法が述べられる．副作用で治験が中止になる場合もあるので，End pointsが定められていることが多い．Outcomesでは，結果の評価方法などが述べられる．Adverse events and safetyは臨床研究においてきわめて重要な項目であり，それの評価についても述べられることが多い．

　M Move-3 では，Statistical analysisのみが示されることが多い．定量的な臨床研究では，統計解析が重要でかつ複雑であり分量も多い．

　M Move-4 では，**資金提供者に関する情報**，**資金提供者や著者の役割や責任**について述べる．今回調べた4誌のうちThe Lancet誌とAIM誌でのみ，Methodsの最後にRole of funding sourceの項目が設けられている．しかし，その内容は他のジャーナルでも必要であり，分散して別の項目で述べられることが多い．分散して書くときは，Methodsの最初の項目のなか，Acknowledgment, Footnote, 本文の最後などさまざまであるので，投稿するジャーナルのルールに合わせるようにする．

3 一人称の使い方

　臨床医学論文の特徴として，Methodsでの一人称（we）の使い方がある．基礎医学論文のMethodsでは，weを主語とする文を使わず，ものを主語と

Methods

してできるだけ客観的にみえる書き方をすることが好まれる．研究を再現できるように書くということが，大きな目的であるからであろう．ところが，臨床医学論文では，逆にMethodsでweがよく使われる傾向がある．やったことを過去形で書くのがMethodsであり，完全な再現性は求められていないであろう．

練習 ❻

手本となる論文を探して検討してみよう（探し方については コラム4 を参照）．まずは，選んだ論文のMethodsのどの部分が M Move-1〜4に相当するかを分析し，自分が論文を書くときに使えそうな表現をみつけたら，マーカーで印をつけておこう．複数の論文を準備して，比較しながら分析するとよりわかりやすいかもしれない．Methodsで書くことはほぼ決まっているので，使えそうな表現をみつけたらそこから書きはじめて，少しずつ必要な情報を加えていくのがコツである．

Move構成と英語表現

　Methodsでは，行ったことは過去形で書き，統計の条件などは現在形で書く．全体をみると過去形が用いられることが圧倒的に多い．
　🅼Move-1では，以下のような患者の選別や無作為化に関する表現が非常に多い．

- We excluded patients with 〜（われわれは，〜の患者を除外した）
- Patients were randomly assigned（患者は，無作為に割り当てられた）

　🅼Move-2では，研究を行ったこと述べる表現が多い．

- We assessed patients（われわれは，患者を評価した）
- Data were collected（データを収集された）
- The study was conducted（研究が行われた）

　🅼Move-3では，統計解析に関する表現が非常に多い．

- We conducted sensitivity analyses（われわれは，感度解析を行った）
- Statistical analysis was done（統計解析が行われた）

　🅼Move-4では，資金提供に関する情報や著者の役割に関する表現が非常に多い．

- This study was funded by 〜（この研究は，〜から資金提供された）
- The corresponding author had full access to all the data（代表著者は，すべてのデータへフルアクセス権をもっていた）

Methods Move-1 の分析

| **M** Move-1 | 研究概略や研究対象の提示，対象の群分け |

M Move-1 では，**研究対象を選別する表現**や**無作為化する表現**，**研究倫理やインフォームドコンセントに関する表現**が特徴的である．

キーワード・ランキング1位は，orである．ここでは，実験条件・対象などを併記するために使われる．本研究（study, trial, research, search, article）の実施計画（protocol）を述べるときの表現，研究対象（participating, participants, enrolled）の選別に関する表現（eligible, eligibility, criteria, excluded, exclusion, inclusion, recruited）や無作為化に関する表現（randomization, randomly, assigned），研究機関による承認や倫理に関する表現（approved, written, text, informed, consent, ethics, provided, institutional, committee, board, university, review, sponsor）も特徴的である．

キーワード・ランキング

👑 or	10 provided	19 participants	28 randomly	37 enrolled
👑2 consent	11 study	20 article	29 assigned	38 medical
👑3 approved	12 committee	21 center	30 search	39 available
4 informed	13 institutional	22 data	31 eligibility	40 site
5 written	14 board	23 randomization	32 sponsor	41 manuscript
6 eligible	15 were	24 excluded	33 database	42 recruited
7 protocol	16 participating	25 research	34 university	43 inclusion
8 criteria	17 trial	26 exclusion	35 review	
9 ethics	18 text	27 full	36 authors	

重要キーワード

主語となる名詞：participants, eligibility, criteria, trial, protocol, study, randomization

その他の名詞：exclusion, inclusion

動詞：approved, provided, assigned, enrolled, recruited

その他：eligible

研究対象の選別や適格性を示す表現

Methodsでは，まず研究対象の選別や適格性について述べられることが多い．

❶ 著者が対象者・研究の選別を行ったことを示す表現（われわれは〜を登録した）

weを主語として，行ったことを述べる．

we （われわれは）	enrolled（〜を登録した）	patients（患者）
		participants（参加者）
	excluded（〜を除外した）	studies（研究）
	included（〜を含めた）	trials（治験）

例文 Between March 2004 and September 2009, we enrolled 551 patients at 48 centers. (N Engl J Med. 2012 367：1487)

訳 われわれは，48センターで551名の患者を登録した

We excluded patients with emergent, trauma-related, transplantation, cardiac, or neurological operations. (Circulation. 2012 126：207)

訳 われわれは，〜の患者を除外した

We included all patients with culture-positive tuberculosis from 1999 to 2007 with IS6110 RFLP results presenting five or fewer bands. (J Clin Microbiol. 2010 48：575)

訳 われわれは，〜のすべての患者を含めた

❷ 判断基準について述べる表現（基準は〜）

患者を選択するときの基準を示すときには，以下のような表現が使われる．

Methods

exclusion（除外）	criteria（判定基準は）	included（～を含んでいた）
inclusion（包含）		are provided in（～において提供される）
eligibility（適格性）		are listed in（～においてリスト化される）

例文 Eligibility criteria included age 6 years or older, infection with Pseudomonas aeruginosa for 1 or more years, and a forced expiratory volume in 1 second (FEV1) of 30 % or more. (JAMA. 2003 290：1749)
訳 適格性の判定基準は，～を含んでいた

eligibilityを用いる表現以外にも，以下のような表現を使って研究対象が適格であることを示すことができる．

(patients) (患者は)	were eligible (適格であった)	for inclusion（包含にとって）
		if（もし～なら）
		to participate（参加するのに）

例文 Patients were eligible if they had not previously received treatment with a taxane and had measurable metastatic breast cancer. (J Clin Oncol. 2007 25：3421)
訳 患者は，もし彼らが～であったら適格であった

❸ ［患者／参加者］の選択や分配を示す表現（～された）

後述の無作為化以外で，「患者／参加者」などを選択するときに以下のような表現が使われる．

(patients) (患者は)	were	assigned（割り当てられた）
		allocated（割り当てられた）
		recruited（動員された）
		enrolled（登録された）
(participants) (参加者は)		followed（フォローされた）
		included（含まれた）
		excluded（除外された）
		selected（選択された）

例文 A total of 176 patients were enrolled, and 173 patients received therapy. (J Clin Oncol. 2012 30：2134)
　　訳 総計176名の患者が登録された

Participants were recruited from six primary care practices; 63.6％ were women, 41.0％ were black, and the mean age was 54.0 years. (N Engl J Med. 2011 365：1959)
　　訳 患者は，6つの一次医療機関から動員された

16 patients were assigned to the treatment group and seven to the control group; no CSC-related adverse effects were reported. (Lancet. 2011 378：1847)
　　訳 16名の患者が治療群に割り当てられた

研究対象の無作為化に関する表現

　　人を対象とした定量的研究では，研究対象の無作為化について述べる必要がある．

　　「患者／参加者」を無作為に分配するときに，以下のような表現を用いる．

patients（患者は）	were	randomly（無作為に）	assigned（割り当てられた）
participants（参加者は）			allocated（割り当てられた）
			selected（選択された）

例文 Patients were randomly assigned to RT alone or RT followed by six cycles of PCV. (J Clin Oncol. 2012 30：3065)
　　訳 患者は，〜に無作為に割り当てられた

randomization（無作為化が）	was	stratified（階層化された）
		performed（行われた）
		done（行われた）

例文 Randomization was stratified according to KPS and CLIP score. (J Clin Oncol. 2007 25：3069)
　　訳 無作為化が，KPSおよびCLIPスコアに従って階層化された

インフォームドコンセントや倫理審査に関する表現

人を対象とした研究では，必ず倫理委員会からの許可と対象者からのインフォームドコンセントを得る必要がある．

❶ [患者／参加者] からインフォームドコンセントを取得したことを示す表現

研究対象者からインフォームドコンセントを得ることはきわめて重要で，「同意書を提出した」として以下の表現を使って必ず述べるようにする．

(all) patients 〔(すべての) 患者が〕	provided (〜を提供した)	written informed consent (書面によるインフォームドコンセント)
(all) participants 〔(すべての) 参加者が〕	gave (〜を与えた)	

> 例文 The study was approved by the local ethics committee, and **all patients provided written informed consent**. (Radiology. 2012 264：242)
> 訳 すべての患者が書面によるインフォームドコンセントを提出した
> **All participants gave written informed consent**. (Radiology. 2007 244：411)
> 訳 すべての参加者が書面によるインフォームドコンセントを提出した

他にも「同意書をもらう」としてwritten informed consentを主語とする受動態の表現も使われる．

written informed consent (書面によるインフォームドコンセントが)	was obtained from (〜から得られた)	all participants (すべての参加者)
		all (the) patients (すべての患者)

> 例文 **Written informed consent was obtained from all patients**. (Radiology. 2013 266：433)
> 訳 書面によるインフォームドコンセントが，すべての患者から得られた

❷ 研究倫理の承認について述べる表現（倫理審査）

所属する研究機関の倫理委員会から許可を受けていることを必ず記述する．

❶のインフォームドコンセントとまとめて述べてもよい．

protocol （プロトコールは）	was approved by （〜によって承認された）	the institutional review board （機関審査委員会）
study（研究は）		the ethics committee(s) （倫理委員会）
trial（治験は）		

例文 The protocol was approved by the institutional review board, and written informed consent was obtained from all participants.（Radiology. 2011 260：182）

　訳 プロトコールは機関審査委員会によって承認され，書面によるインフォームドコンセントがすべての参加者から得られた

著者が行った概略を示す表現

その他として，著者が行った研究の概略を述べる表現が非常によく使われる．weを主語として，行ったことを述べる．さまざまな動詞が使われる．

	conducted（〜を行った）	〜 trial/〜 study
we （われわれは）	did（〜を行った）	
	used（〜を使った）	data from/〜 algorithm
	searched（〜を検索した）	〜 database(s)/〜 journals/〜 reports
	identified（〜を同定した）	［もの／現象］
	obtained（〜を入手した）	data for/from/on

例文 We conducted a randomized trial of oral antiretroviral therapy for use as preexposure prophylaxis among HIV-1-serodiscordant heterosexual couples from Kenya and Uganda.（N Engl J Med. 2012 367：399）

　訳 われわれは，〜の無作為化治験を行った

We searched nineteen electronic databases using a comprehensive search strategy.（PLoS One. 2012 7：e24061）

　訳 われわれは，19の電子的データベースを検索した

We obtained data for cancer incidence, mortality, and loss to follow-up from the NHS Central Registry from Jan 1, 1985, to Dec 31, 2008.（Lancet. 2012 380：499）

　訳 われわれは，〜に関するデータを入手した

Methods Move-2の分析

| Move-2 | 研究の実施方法，データの収集方法 |

　Move-2では，**行った研究内容を示す表現**が特徴的である．行ったことを書くときには過去形を用い，一方，現在形は一般的な事実を述べるときに使われる．著者（we）を主語とする文がかなり多い．

　キーワード・ランキング1位は，**defined**である．ここでは，研究対象を定義するために使われる．研究（questionnaire）を遂行する（assessed, measured, extracted, obtained, collected, used）ときの表現，分類する（defined, classified）ときの表現もよく使われる．

キーワード・ランキング

1 defined	7 we	13 classified	19 by	25 items
2 or	8 codes	14 extracted	20 as	26 collected
3 were	9 questionnaire	15 every	21 using	27 used
4 assessed	10 measured	16 obtained	22 included	28 asked
5 each	11 end	17 was	23 until	
6 scale	12 if	18 date	24 secondary	

重要キーワード

主語となる代名詞：we

動詞：was/were（過去形），defined, assessed, measured, extracted, obtained, included, collected, used, classified

実際に行った研究内容を示す表現

　ここでは研究を行ったこと，あるいは研究が行われたことを示す表現について述べる．

❶ 著者が行ったことを示す表現（われわれは〜を行った）

we を主語として，行った研究内容を述べる．さまざまな動詞が使われる．

we （われわれは）	assessed（〜を評価した）	［状態／患者］
	calculated（〜を計算した）	〜score/〜ratio/〜number/〜percentage
	classified（〜を分類した）	patients/〜type(s)
	categorized（〜を分類した）	
	identified（〜を同定した）	［状態／現象］
	extracted（〜を抽出した）	data/〜information/estimates/DNA
	obtained（〜を入手した）	data on/information about/samples
	defined（〜を定義した）	〜case(s)/〜event(s)/〜disease
	measured（〜を測定した）	〜concentrations/〜levels
	used（〜を使用した）	data from
	estimated（〜を推定した）	the number of/incidence/〜cost/ 〜concentrations/
	assumed（〜を仮定した）	that 節
	excluded（〜を除外した）	patients/women
	included（〜を含めた）	

例文 To avoid enrolment bias, **we classified patients** as standard risk or high risk on the basis of cytogenetics and beta2-microglobulin concentrations.（Lancet Oncol. 2011 12：1195）

訳 われわれは，患者を分類した

We identified a potential therapeutic target in most tumours, offering new avenues of investigation for the treatment of squamous cell lung cancers.（Nature. 2012 489：519）

訳 われわれは，有望な治療標的を同定した

In a cross-sectional study **we extracted data** on 40 morbidities from a database of 1,751,841 people registered with 314 medical practices in Scotland as of March, 2007.（Lancet. 2012 380：37）

訳 われわれは，〜に関するデータを抽出した

We defined a case as a soft-tissue infection in a person injured during the tornado, with evidence of a mucormycete on culture or immunohistochemical testing plus DNA sequencing.（N Engl J Med. 2012 367：2214）

訳 われわれは，ある症例を軟組織感染と定義した

> We measured plasma NGAL levels in 1,393 Rancho Bernardo Study participants without CVD, mean age 70 years. (J Am Coll Cardiol. 2012 59：1101)
> 訳 われわれは，血漿NGALレベルを測定した
>
> We assumed that patients were managed in a medical intensive care unit and expected to require ventilation for＞or＝48 hrs. (Crit Care Med. 2008 36:706)
> 訳 われわれは，～であると仮定した

❷ データ収集の方法を示す表現（データが集められた）

dataを主語とする受動態がよく用いられる．

data（データは）	were	collected（収集された）
		obtained（得られた）
		extracted（抽出された）

例文 Clinical data were collected by chart review. (Arthritis Rheum. 2010 62：1803)
訳 臨床データは，カルテ審査によって収集された

❸ 行われた研究を示す表現（～が行われた）

行った実験内容を主語とし，受動態を用いる表現も多い．

［研究／分析］ ［～ study／～ assessment(s)/randomization/ ～ measurements/～ analysis/～ analyses/ ～ sequencing/～ testing /～ tests/～ reviews］	was/were	conducted（行われた）
		performed（行われた）
		done（行われた）
［方法］ (～ approach/～ algorithm/～ measures/ ～ questionnaire/～ questions)	was/were	used（使われた）
		based on （～に基づいていた）
level(s)	was/were	measured（測定された）
［結果／患者］ (～ events/～ outcomes/～ patients/ ～ function/quality of life/safety)	was/were	assessed（評価された）
［疾患］ (～ diabetes/～ bleeding/～ failure/ ～ infarction(s)/～ events/～ status)	was/were	defined as （～であると定義された）
［疾患／患者］ (～ events/～ results/patients/women)	was/were	classified （分類された）

例文 Randomization was performed using an automated statistical minimizing procedure.（Brain. 2011 134：1373）
　🈠無作為化は，〜を使って行われた

PCR and sequencing were done to characterize the gag, pol, and env gp36 genes.（J Virol. 2005 79：8991）
　🈠PCRとシークエンシングが行われた

Serum creatinine levels were measured as part of routine care and were not available for everyone or at predefined times.（Ann Intern Med. 2012 156：560）
　🈠血清クレアチニンのレベルが測定された

All outcomes were assessed within 90 days of a new prescription for ezetimibe or a fibrate.（Ann Intern Med. 2012 156：560）
　🈠すべての結果が〜の90日以内に評価された

Diabetes was defined as a fasting glucose level of 126 mg/dL or higher, a 2-hour glucose level of 200 mg/dL or higher, a hemoglobin A1c (HbA1c) of 6.5％ or higher, or diabetes treatment.（Am J Epidemiol. 2012 176：865）
　🈠糖尿病は，〜によって定義された

Move-3の分析

> **M Move-3** 統計などの計算によるデータ解析方法

　M Move-3では，**行った統計解析について述べる表現**が特徴的である．**統計的有意性の判定に関する表現**も重要である．行ったことを述べるときには過去形を用い，単なる表記の説明には現在形を用いる．

　キーワード・ランキング1位は，**we**である．著者（we）が，解析（analyses, analysis, model）を遂行する（performed）という表現が多い．統計の方法に関する表現（regression, calculated, test, variables, two-sided, statistical, logistic, values, significance, ratios, proportional, estimated, hazards, power, covariates, software, linear）もよく使われる．

キーワード・ランキング

1 we	8 models	15 each	22 missing	29 intention
2 analyses	9 test	16 values	23 performed	30 method
3 regression	10 variables	17 significance	24 power	31 categorical
4 used	11 analysis	18 ratios	25 covariates	32 adjusted
5 calculated	12 two-sided	19 proportional	26 software	
6 model	13 statistical	20 estimated	27 linear	
7 using	14 logistic	21 hazards	28 intervals	

重要キーワード

　　主語となる（代）名詞：we, analyses, analysis, model, values
　　動詞：used, calculated, estimated, performed, adjusted

行った統計解析などを示す表現

ここでは，統計解析を行ったこと，あるいは解析が行われたことを示す表現について述べる．

❶ 著者が行ったことを述べる表現（われわれは〜を行った）

weを主語として，さまざまな動詞が使われる．

we（われわれは）	conducted（〜を行った）	〜 analysis/〜 analyses
	did（〜を行った）	
	performed（〜を行った）	
	carried out（〜を行った）	
	repeated（〜をくり返した）	
	compared（〜を比較した）	〜 characteristics/〜 rates
	analyzed（〜を分析した）	〜 data/〜 outcome
	assessed（〜を評価した）	the effect(s) of/the influence of/〜 association(s)/whether節
	evaluated（〜を評価した）	
	examined（〜を調べた）	the relationship between the association
	calculated（〜を計算した）	hazard ratios/the number/〜 rate/the proportion of 〜 risks/that節
	estimated（〜を推定した）	〜 ratios/〜 risk/the effect(s) of/that節
	used（〜を使用した）	〜 model(s)/〜 approach/〜 regression/〜 test/SAS/Stata
	adjusted（補正した）	for
	excluded（〜を除外した）	patients
	included（〜を含めた）	［人／データ］
	assumed（〜を仮定した）	that節

例文 We did a retrospective analysis of the risk factors associated with recurrence of PSC in an allograft after liver transplantation. (Lancet. 2002 360：1943)
訳 われわれは，〜の遡及的分析を行った
To identify independent predictors of outcomes, we performed multivariate analyses. (J Clin Microbiol. 2012 50：238)
訳 われわれは，多変量回帰分析を行った

We calculated adjusted hazard ratios (HRadj) to compare infection incidence rates while adjusting for relevant covariates.（rthritis Rheum. 2012 64：2773）
　訳 われわれは，補正ハザード比を計算した

We estimated summary odds ratios (ORs) and 95％ CI in the primary analysis for prespecified outcomes within 7 days and at the final follow-up of all patients treated up to 6 h after stroke.（Lancet. 2012 379：2364）
　訳 われわれは，サマリーオッズ比（OR）および95％信頼区間を推定した

We used Cox proportional hazards models to calculate adjusted hazard ratios (HRs) and 95％ confidence intervals (CIs).（Gastroenterology. 2012 143：1199）
　訳 われわれは，Cox比例ハザードモデルを使用した

We adjusted for age, sex, population stratification, and study site.（Am J Clin Nutr. 2012 95：1477）
　訳 われわれは，年齢，性別，層別人口，研究場所に関して補正した

❷ 解析が行われたことを述べる表現（解析が行われた）

analysisを主語として，解析が行われたことを示す．

analysis（解析は）	was	performed（行われた）
		conducted（行われた）
		done（行われた）
		carried out（行われた）
analyses（解析は）	were	used（使われた）
		based on（〜に基づいていた）
		planned（計画された）

例文 Statistical analysis was performed by using Kaplan–Meier survival plots with the log-rank test and Cox proportional hazards models.（Radiology. 2013 266：842）
　訳 統計解析は，〜を使うことによって行われた

A final analysis was planned after 196 deaths and an interim analysis after 98 deaths.（N Engl J Med. 2011 364：2507）
　訳 最終的な解析は，〜のあと計画された

❸ 行われた研究内容を示す表現（～が行われた）

受動態の表現を使えば，さまざまな事象を主語とする文をつくることができる．

［値］ （～ ratios/～ rates/～ intervals/ P values）	was/were	estimated（推定された）
		calculated（計算された）
［結果］	was/were	assessed（評価された）
		compared with（～と比較された）
［参加者／結果］ (participants/patients/estimates/ variables)	was/were	included（含まれた）

例文 The distribution of time to follow-up care was estimated by using the Kaplan-Meier estimator. (Radiology. 2011 261：404)

　訳 フォローアップ治療に対する時間の分布は，～を使うことによって推定された

その他の表現

その他の表現として，モデルについて述べる表現やP値に関する表現がよく使われる．

❶ モデルを用いる表現（モデルが～された）

modelを主語として，以下のようなパターンが使われる．

model (s)（モデルは）	was/were	used（使われた）
		fit (fitted)（一致した）
		adjusted（補正された）

例文 A multivariate analysis model was used to compare IKDC scores in patients without fracture, patients with a single fracture, and patients with multiple fractures. (Radiology. 2012 264：531)

　訳 多変量解析モデルが，～を比較するために使われた

Methods

All **models were adjusted for** age, sex, ethnicity, hypertension, and smoking.（J Am Coll Cardiol. 2012 60：508）

 訳 すべてのモデルが，年齢，性別，民族性，高血圧および喫煙に関して補正された

❷ 統計的有意性の判定に関する表現

統計的有意性の定義は，以下のような表現を用いて行われる．

P	values （値は）	are	two-sided（両側検定である）
			two tailed（両側検定である）
			presented（示される）

例文 Log-rank **P values are two-sided**.（J Clin Oncol. 2010 28：509）

 訳 P値は，両側検定である

［P値］	was/were	considered（みなされた）
significance（有意性は）	was	defined as（～として定義された）

例文 A P value of less than .05 **was considered** to indicate a statistically significant difference.（Radiology. 2012 265：468）

 訳 0.05未満のP値が，統計的に有意な差を示すとみなされた

Significance was defined as p＜.05, rotated factor loading＞0.5, and Eigenvalues＞or＝1.（Crit Care Med. 1997 25：1898）

 訳 有意性は，p＜0.05と定義された

we （われわれは）	considered （～とみなす）	a P value of ～ （～のP値）	to be significant （有意である）

例文 We **considered** a P value of ＜0.05 **to be significant**.

 訳 われわれは，0.05未満のP値を有意であるとみなした

Move-4 の分析

MMove-4 資金提供者および著者の役割

MMove-4 では，**資金提供者に関する情報や著者の役割を述べる表現**が特徴的である．

キーワード・ランキング1位は，**data** である．これは，著者（author, all authors）の役割（role）や責任（responsibility）を述べるときの定型表現のなかに含まれる単語である．以下の単語も定型表現で使われる（data, submit, design, decision, publication, interpretation, collection, writing, manuscript, final, full, report, conduct, analysis, preparation, approval, management, review, responsible）．研究資金提供者について述べるときの表現（funding, funded, foundation, funders, source, sponsor, supported, grant）も多い．

キーワード・ランキング

1 data	10 collection	19 conduct	28 preparation	37 management
2 study	11 responsibility	20 analysis	29 institute	38 review
3 had	12 funding	21 author	30 all	39 grant
4 submit	13 writing	22 funded	31 authors	40 affairs
5 design	14 manuscript	23 corresponding	32 approval	41 provided
6 role	15 final	24 national	33 foundation	42 agency
7 decision	16 full	25 or	34 funders	43 played
8 publication	17 no	26 source	35 supported	44 responsible
9 interpretation	18 report	27 sponsor	36 research	

Methods

重要キーワード

主語となる名詞：study, source, sponsor, funders, author

その他の名詞：responsibility, role

動詞：funded, had, played

その他：full, final, funding

資金提供者および著者の役割を述べる表現

❶ 研究資金提供者を示す表現（〜から資金提供を受けた）

研究資金をどこから得たかは，以下のような表現を使って必ず述べるようにする．

this/the study〔（この）研究は〕	was funded by （〜から資金提供された）	〜 Institute(s)
this project（このプロジェクトは）		〜 Center
this work（この研究は）	was supported by （〜から助成された）	〜 Association
		a grant for

例文 This study was funded by the National Institutes of Health.
訳 この研究は，国立衛生研究所から資金提供を受けた

This work was supported by JSPS KAKENHI Grant Number 〜.
訳 この研究は，JSPS科研費〜による助成を受けた

❷ 資金提供者が研究に関与していないことを示す表現（関与していない）

民間企業から研究資金を得ている場合は，その企業が研究に直接関与していないことを以下のような表現を用いて示すことが重要である．

the funding source(s)（資金提供者は）	had （〜を担った）	no role in （〜における役割のない）
the sponsor(s) of the study （研究の資金提供者は）	played （〜を果たした）	
the funders（資金提供者は）		

例文 The sponsors of the study had no role in study design, data collection, data analysis, data interpretation, or writing of the report.
　　訳 この研究の資金提供者は，研究計画，データ収集，データ解析，データ解釈，報告の執筆に関与しなかった

The funding sources had no role in the design, conduct, or analysis of the study or the decision to submit the manuscript for publication.
　　訳 資金提供者は，研究の計画，実施，あるいは解析，あるいは，出版のための原稿の投稿の決定に関与しなかった

The funding source had no role in the conduct of the study; collection, management, analysis, or interpretation of the data; or preparation, review, or approval of the manuscript.
　　訳 資金提供者は，研究の実施，データの収集，管理，解析，あるいは解釈，原稿の作成，審査，あるいは承認に関与しなかった

❸ 著者の責任を示す表現（著者は〜）

著者のうちのだれがデータにアクセスできて，論文の最終責任をもつのかを以下のような表現を使って述べる．

| author(s)（著者は） | had（〜をもった） | full access to（〜へのフルアクセス権） |
| | | final responsibility（最終責任） |

例文 All authors had full access to all the data in the study and had final responsibility for the decision to submit for publication.
　　訳 すべての著者は，研究のすべてのデータへのフルアクセス権をもっており，出版のために投稿する決定に対する最終責任をもった

The corresponding author had full access to all the data in the study and had final responsibility for the decision to submit for publication.
　　訳 代表著者は，研究のすべてのデータへのフルアクセス権をもっており，出版のために投稿する決定に対する最終責任をもった

コラム 5

投稿時に必要な論文のフォーマットについて

　論文を書くときに必ず悩むのがフォーマットについてである．投稿規定に従って論文を作成するのが大原則であるが，あまり詳細な投稿規定をもっていないジャーナルもある．いずれにしろ，投稿規定だけではイメージすることが難しいので，最近同じジャーナルに載った実際の論文を参考にするとよいであろう．その際に気をつけたいのは，onlineでみるHTML版と印刷用のPDF版とではフォーマットが異なるという点である．原則として，PDF版を参考にするのがよいと思われる．PDFは印刷して読むことを前提とした媒体であるので，その内容は冊子版とほぼ同じスタイルになっている．一方，HTML版の方は，Webブラウザでみることを前提として新しく開発されたスタイルであるので，冊子版とは異なることが多い．

　ほとんどのジャーナルがonline submission siteをもっており，規定に従わないと投稿すらできない可能性がある．例えば，NEJM誌の投稿規定では，図以外の本文は，原則MS Wordのdoc形式（docx形式ではない）を使ってダブルスペースで書くことを求めている．また，図は別途個別につくることになる．一番の問題はTableをどのようにつくるかであろう．NEJM誌ではdoc形式のダブルスペースでつくるように指定されている．論文でみられるような形式には，ジャーナル側が編集するわけである．ただし，実際の論文をみるとTableの文字は本文の文字よりは小さいので，情報量が多い場合は文字を小さくしても問題ないであろう．いずれにせよ最終的にA4サイズで印刷して読める必要があるので，多くても5段組ぐらいまででTableをつくる必要がある．フォーマットは投稿規定をみればわかるはずであるが，実際には投稿の作業をやってみないとわからないという場合も少なくないので注意しよう．

column

なお,文末のピリオドのあとにスペースを2つ入れるように教わった人もいるかもしれないが,これはタイプライターで書類をつくっていた時代の習慣のなごり(もしくは個人の趣味)である.現在のワープロソフトは文末のピリオドの後のスペースを広めにするようにプログラムされており,2つスペースを入れる必要はない.このように,ジャーナルに投稿する論文の原稿で,文末にスペースを2つ入れてはならない.実際,The Lancet誌の投稿規定には,文末にはスペースを1つだけ入れるようにとの指示が書いてある.

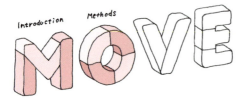

Results

ResultsのMove	
R Move-1	表や図を参照し,注目すべき研究結果を提示
R Move-2	副作用や安全面など,ややネガティブな結果の提示

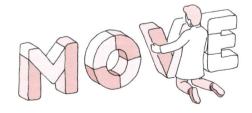

構成と書き方

　Resultsの文章構成はそれぞれの小見出し単位で考える必要があるが，基本的には結果のみを淡々と述べると考えればよい．領域にもよるが，Resultsの書き方には2つのパターンがある．基礎医学論文では，次のようなパターンが多い．①導入：○○なので，□□を調べるために，△△を行った．②結果の提示：Figure 1 shows 〜　など．③まとめ：まとめると，××である．

　一方，臨床医学論文では①と③の部分は存在しないことが多い．したがって，いきなり表を参照して結果を述べるパターンが多く，あくまで結果のみを**過去形**で述べて，**解釈は述べない**というスタイルである．

　The Lancet誌など小見出しがないジャーナルでは，各パラグラフの書きはじめに注意が必要である．そのパラグラフで何について述べるのか，小見出しがない分より明確に示す必要がある．そのため，後述する**提示表現**がよく使われる．

1 代表的な小見出しとMoveとの対応

　Resultsには2つのMoveがある．代表的な小見出しとMoveとの対応をまとめると次のようになる．

R Move-1でよくみられる小見出し		
Characteristics of the participants	Patients, Primary end point	Outcomes
R Move-2でよくみられる小見出し		
Adverse events	Safety	

　Resultsは，内容ごとに小項目に分けられるのが一般的である．したがって，特にR Move-1のパターンはくり返し使われると考えてよいであろう．

2 ResultsのMove構成

　Resultsは，注目すべき研究結果を示す🅡Move-1とややネガティブな結果を示す🅡Move-2からなる．

　🅡Move-1では，**Characteristics of the participants**あるいは**Patients**の小見出しが，最初にくることが多い．研究対象者の基礎データを述べるわけである．**Patients**の小見出しはMethodsでも使われる．Methodsではどのような患者を対象にしたかを述べるのに対して，Resultsでは研究期間中に患者にどのような処置を行ったかを述べる．両方に同じような項目がある場合は，できるだけ情報の重複がないように心がけなければならない．基本情報は，Table 1としてまとめられることが多いので覚えておこう．基本情報がたくさんある場合は，すべてを本文中でとり上げる必要はない．重要なことだけ述べればよいであろう．

　Primary end pointなどが，次の小見出しとなる．基本的には，TableやFigureを参照しながら記述すればよいであろう．

　🅡Move-2の小見出しである**Adverse events**や**Safety**は，通常，Resultsの最後の項目となる．**Adverse events**は好ましくない情報ではあるものの，非常に重要なものであるので，漏れなく正確に書かなければならない．これらの項目が必要がなければ，🅡Move-2は省略される．

3 図と表の扱いの違い

　図は，読者に単独で理解してもらうことを意識して説明をつけるべきである．一方，表は読者にすべてを理解してもらう必要はなく，参照しながら本文を読み進む．図の下に書く説明（figure legends）が，表の下に書く説明よりも詳しいのはそのためであろう．

Move構成と英語表現

R Move-1 で特徴的な英語表現は，**提示表現**と**違い・関連を示す表現**である．**提示表現**とは，TableやFigureを参照するときの表現である．以下に示すような**提示表現**は，特に小見出しのないジャーナルでパラグラフをはじめるパターンとしてよく使われる．

- Table 1 shows ～（表1は～を示す）

一方，小見出しがある場合は，次のような**違い・関連を示す表現**ではじまるパラグラフが非常に多い．

- There was a significant ～（有意な～があった）
- There were no difference（違いはなかった）

このような場合には，文末に（Table 1）のように括弧つきで**提示表現**が示されることが多い．トップジャーナルでは，語数を減らすために，括弧による提示表現が好まれる傾向にある．

R Move-2 で特徴的な英語表現は，有害作用に関するものである．以下のような表現がよく用いられる．

- Serious adverse events occurred in ～ patients.
  （重篤な有害作用が～名の患者において起こった）

Results Move-1 の分析

> **R Move-1** 表や図を参照し，注目すべき研究結果を提示

R Move-1 では，図表の提示表現や違いがあること（ないこと）を示す表現が特徴的である．Table や Figure を使った提示表現では，現在形を用いる．研究データを示すときは過去形を用いる．

キーワード・ランキングは，1位 **table**，2位 **figure** である．ここでは，図表（figure, table, supplementary）を使って結果（median, mean, hazard ratio, odds）を示す（show）ことが多い．研究群を表す表現（group, groups, patients, placebo）や違いを表すときの表現（significantly, significant, difference, compared, higher）もよく使われる．

キーワード・ランキング

1 table	9 median	17 placebo	25 compared	33 died
2 figure	10 mean	18 groups	26 similar	34 characteristics
3 group	11 ratio	19 total	27 range	35 baseline
4 supplementary	12 significant	20 difference	28 overall	36 participants
5 had	13 hazard	21 shows	29 odds	
6 was	14 years	22 confidence	30 higher	
7 significantly	15 respectively	23 than	31 interquartile	
8 patients	16 interval	24 months	32 adjusted	

重要キーワード

主語となる名詞：table, figure, characteristics

その他の名詞：baseline, group, placebo, patient

動詞：shows, compared

その他：significantly, higher, significant, difference

Results

提示表現

Resultsでは，図表を参照して議論を展開する．そのとき，図表を参照するために用いるのが提示表現である．

❶ 表や図を使った提示表現（パターンA）

TableやFigureを主語としてデータを提示するときには，以下のような表現を用いる．present, provide, listなどの動詞が使われることもある．

Table 1 （表1は）	shows （示す）	the (baseline) characteristics of 〔〜の（ベースライン）特性〕
		baseline characteristics（ベースライン特性）
		the results of（〜の結果）
Figure 1 （図1は）	summarizes （要約する）	results（結果）
		the trial profile（治験特性）
		the distribution of（〜の分布）
		the association between/of （〜の間の関連性／〜の関連性）

例文 Table 3 summarizes the studies presented as posters at the conference. (Hepatology. 1997 25：484)
　訳 表3は，〜として示された研究を要約する

❷ 特徴などが表や図に示されていることを述べる提示表現（パターンB）

❶ではTableやFigureは主語となるが，一方，パターンBでは受動態にして，in Table Xなどを文末につける場合もある．あるいは，As shown in Table 1, などが文頭で用いられることも多い．

(characteristics) （特性は）	are	shown（示されている）	in Table 1 （表1に）
		presented（提示されている）	
		provided（提供される）	
(variables) （変数は）		listed（リスト化されている）	in Figure 1 （図1に）
		summarized（要約されている）	

> **例文** Baseline characteristics are shown in Table 1.
> 訳 基本特性は，表1に示されている

違い・関連があることを示す表現

　定量的研究では，実験群と対照群との間に違いや相関関係があることを示す必要がある．その際には，統計的に有意であるかどうかがポイントとなる．

❶ 群間の違いを示す表現（～より高かった）

　群間の違いを示す際には，以下のような表現がよく使われる．

higher（より高い）	in the ～ group（～群において）	than（～より）	in the control group（対照群において）
lower（より低い）			
greater（より大きい）			in the placebo group（プラセボ群において）

> **例文** ⁶⁴Cu-bis-DOTA-hypericin uptake **was significantly** higher in the treatment group than in the control group. (Nucl Med. 2011 52：792)
> 訳 ～は，処置群において対照群より有意に高かった

❷ 統計的に有意な違い・関連があることを示す表現

　論文では，統計的に有意な差があったことを示すことが非常に重要である．表現としては「有意に～だった」とするものがある．

was（～であった）	significantly（有意に）	higher（より高い）
		lower（より低い）
		greater（より大きい）
		associated with（～と関連した）

Results

例文 Unadjusted mortality was significantly higher in patients receiving prehospital IV fluids (4.8％ vs. 4.5％, P＜0.001). (Ann Surg. 2011 253：371)
　　訳 未調整死亡率は，〜を受けた患者において有意に高かった

The mean age of the uninsured patients was significantly lower than that of the insured patients. (Ann Surg. 2001 233：617)
　　訳 無保険の患者の平均年齢は，保険のある患者のそれよりも有意に低かった

Among twins, ART was significantly associated with increased risk among overweight (OR＝1.61, 95％ CI：1.12, 2.32) and obese (OR＝1.85, 95％ CI：1.18, 2.90) women. (Am J Epidemiol. 2012 176：886)
　　訳 ARTは，リスクの増大と有意に相関していた

他にも「有意な〜があった」とする表現がある．

there was（〜があった）	a significant（有意な）	increase（増大）
(analysis) showed〔(解析は) 〜を示した〕		reduction（低下）
we noted（われわれは〜を述べた）		improvement（改善）
(patients) had〔(患者は) 〜をもった〕		association（関連）
		interaction（相互作用）
was associated with（〜と関連していた）		difference（差）

例文 We noted a significant increase in development of rectal cancer after radiation for prostate cancer. (Gastroenterology. 2005 128：819)
　　訳 われわれは，〜の有意な増大を注目した

There was a significant difference in patient (P＝0.012) and graft survival (P＝0.004) among the groups, with sustained NODM showing the poorest patient and graft survivals. (Transplantation. 2006 82：1625)
　　訳 〜の有意な差があった

違い・関連がないことを示す表現

前述したように違い・関連があることを述べるのが論文の基本だが，それがないということもきちんと述べる必要がある．

❶ 結果が統計的に有意ではない場合の表現

統計的に有意な違い・関連がなかったときは，be動詞を使って以下のように述べる．

was not（～ではなかった）	significantly（有意に）	associated with（～と関連した）
		different（異なる）
		reduced（低下した）

例文 Total mortality of children receiving zinc supplementation was not significantly different from that of children receiving placebo.（Lancet. 2007 370：1230）
　訳 亜鉛の補充を受けた子どもの全死亡率は，プラセボを受けた子どものそれと有意には異ならなかった

Because 71％ of the deaths were nonarrhythmic, total mortality was not significantly reduced.（Circulation. 1999 99：1416）
　訳 全死亡率は，有意には低下しなかった

他には自動詞を使う表現もある．

did not（～なかった）	differ（異なる）	significantly（有意に）
	vary（変動する）	

例文 The frequency of all strokes during follow-up did not differ significantly between the two groups (hazard ratio, 1.22; 95％ CI, 0.67 to 2.23; P＝0.52).（N Engl J Med. 2012 366：1686）
　訳 フォローアップ期間のすべての発作の頻度は，2群間で有意には異ならなかった

❷ 統計的に有意な差や証拠がなかったことを示す表現（違いはなかった）

「there was no」を使って，差や証拠がないことを述べるとよい．

there was（〜がある）	no (significant) difference in/between〔〜の（有意な）差のない／〜の間の差のない〕
	no evidence of/that 節（〜の証拠のない／〜という証拠のない）

例文 The MRSS improved in all groups during the study, **but there was no evidence of a treatment effect** for CAT-192. (Arthritis Rheum. 2007 56：323)
　　訳 しかし，治療効果の証拠はなかった

その他の表現

その他の表現として，比較表現，研究結果を示すための表現，分類するための表現などが重要である．

❶ 比較を示す表現（〜と比較して）

比較のための表現として，compared with がよく用いられる．

	the placebo group（プラセボ群）
	the control group（対照群）
	the controls（対照）
(as) compared with（〜と比較して）	placebo（プラセボ）
	those who（〜する人々）
	patients who（〜する患者）
	〜 patients in（〜における患者）
	no treatment（処置のない）

例文 Parathyroid hormone concentrations decreased in the calcium group **compared with the placebo group** (difference, -0.71 pmol/L [CI, -1.28 to -0.13 pmol/L]). (Ann Intern Med. 2009 150：821)
　　訳 副甲状腺ホルモン濃度は，プラセボ群と比較してカルシウム群において低下した
Sixty-three patients in the rituximab group (64％) reached the primary end point, **as compared with 52 patients in** the control group (53％), a result that met the criterion for noninferiority ($P<0.001$). (N Engl J Med. 2010 363:221)
　　訳 対照群の52名の患者と比較して

❷ 得られた結果を示す表現（〜が観察された）

さまざまな結果を示すために，以下のような受動態表現が使われる．

[違い／関連／現象] [〜 difference(s)/association(s)/〜 events/ 〜 responses/〜 effect/〜 pattern]	was/were	found（みられた） observed（観察された） seen（みられた） noted（述べられた）
[現象／結果] (〜 outcome/〜 improvement/〜 deaths/ 〜 events/results	was/were	reported（報告された）
[現象／結果]	was/were	confirmed（確認された）
[もの／現象] (mutations)	was/were	detected（検出された）

例文 No statistically significant difference was found between groups (13.7 events per 1000 person-years in the aspirin group vs 13.3 in the placebo group; hazard ratio [HR], 1.03; 95 % CI, 0.84–1.27). (JAMA. 2010 303：841)
訳 グループ間に統計的に有意な差はみられなかった

A similar effect was observed in engineered heart tissue under cyclic stretching, where ERK1/2 inhibition led to preferential lengthening. (Circ Res. 2011 108：176)
訳 類似の効果が，〜において観察された

❸ 結果の提示のための研究対象の分類表現

「何人中何人が〜であった」という場合は，ofが用いられる．文頭のOfは医学論文特有の表現といえよう．一方，Amongは対照を限定しているだけで，Ofとは使い方が異なる．

Of（〜のうち）	(the)［数値］patients（〜名の患者）	
Among（〜のなかで）	patients（患者）	with
	those（それら）	
	women（女性）	who
	［数値］patients（〜名の患者）	

例文 Of the 150 patients, 93 % completed 12 months of follow-up.（N Engl J Med. 2012 366：1567）

　　訳 150名の患者のうち，93％が12カ月の経過観察を完了した

Among women with breast cancer, soy food consumption was significantly associated with decreased risk of death and recurrence.（JAMA. 2009 302：2437）

　　訳 乳癌の女性のなかで，大豆食品摂取は死亡と再発のリスクの低下と有意に関連していた

❹ その他のつなぎ表現（In 〜）

文頭で以下のような表現がよく使われる．

	addition,（加えて，）
In	contrast,（対照的に，）
	total,（合計で，）

例文 In contrast, heat-evoked pain is retained when SCN9A is deleted only in Nav1.8-positive nociceptors.（Nat Commun. 2012 3：791）

　　訳 対照的に，熱に惹起される疼痛が保持された

In total, 1291 chronically HIV-infected adults were studied.（J Infect Dis. 2012 205：1730）

　　訳 合計で，1291名の慢性的にHIVに感染した成人が調べられた

Results Move-2 の分析

> **M Move-2** 副作用や安全面など，ややネガティブな結果の提示

R Move-2では，**有害作用に関する表現**が特徴的である．

キーワード・ランキング1位は，**adverse** である．ここでは，有害作用の発生に関する表現（adverse, serious, grade, related, events, event, reactions, occurred）が特徴的である．また，具体的な病名や症状（diarrhea, neutropenia, pyrexia, nausea, edema, headache, fatigue）も多く示される．研究群を示す表現（group, patients, placebo, received, treatment）がよく使われる．tableを使って説明されることも多い．

キーワード・ランキング

1 adverse	8 occurred	15 treatment	22 edema	29 fatigue
2 group	9 no	16 diarrhea	23 headache	30 vs
3 events	10 patients	17 neutropenia	24 injection	31 dexamethasone
4 serious	11 reactions	18 were	25 discontinuation	32 reported
5 placebo	12 event	19 significant	26 bilirubin	
6 grade	13 received	20 pyrexia	27 during	
7 table	14 related	21 nausea	28 most	

重要キーワード

主語となる名詞：event

その他の名詞：group, patient, placebo

動詞：occurred, reported, received, related

その他：adverse, serious

有害作用に関する表現

R Move-2 に特有な表現として，有害作用に関するものがある．

❶ 有害作用が起こったことを示す表現（有害作用が発生した）

有害作用がどのグループでみられたかを，以下のような表現を使って述べる．

(serious) adverse events〔(重篤な) 有害作用が〕	occurred（起こった）	in（〜において）	〜patients（〜患者）
	were reported（報告された）		
	were similar（類似していた）		the 〜 group（〜群）

例文 Serious adverse events occurred in 12 % of patients given adalimumab or placebo. (Gastroenterology. 2012 142：257)
　訳 重篤な有害作用が，12％の患者において発生した

❷ 有害作用の関連性を示す表現（関連する有害作用）

何かに「関連する有害作用」について述べるときには，以下のような表現を用いる．

adverse events（有害作用）	related to（〜に関連する）
deaths（死）	

例文 There were no serious adverse events related to the intervention. (N Engl J Med. 2009 361：664)
　訳 治療介入に関連する深刻な有害作用はなかった

薬剤投与群を示す表現

その他の表現として，研究対象を規定するための表現を以下に示す．薬剤投与を受けた対象に言及するときには，以下のように述べる．

patients who（〜する患者は）	received（受けた）	placebo（プラセボ）
group that（〜する群は）		薬剤名

例文 Of the 11 patients who received RIC, 6 are currently surviving at a median of 570 days after HCT (55％). (Blood. 2013 121：877)
　　訳 RICを受けた11名の患者のうち，6名が現在生存している

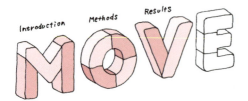

Discussion

Discussion の Move		
D Move-1	研究概要のまとめ	● 背景・目的の再提示 ● 研究結果の概略 ●（thesis statement に対応する結論）
D Move-2	個々の結果の検討	● 研究結果の検討 ● 先行研究との比較 ● 研究の限界点
D Move-3	全体のまとめ	● thesis statement に対応する結論／まとめの提示 ● perspective frame（研究する理由）に対応する応え ● 将来展望／応用

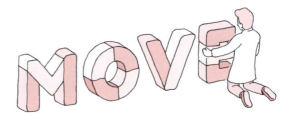

構成と書き方

　Discussionの主な役割は，①結果から何がいえるか述べる，②研究成果が何の役に立つのか述べる，③何がいえないかについて示す，④研究実施において何が足りなかったかについて考察する，⑤他の研究と比較して，何が同じで何が違うか述べる，の5点がある．さまざまな観点からの議論が求められるので，構成をしっかり考える必要がある．注意すべきポイントは，Introductionで示した「thesis statementに対する結論」と「perspective frameに対応するまとめ」を述べることである．

1 DiscussionのMove構成

　Discussionは，3つのMoveで構成される．
　D Move-1では，最初に**研究概略のまとめ**を述べる．必要があれば，目的を再度提示してから結論を述べてもよいし，背景説明からはじめる場合もある．さらに，結論を述べることもある．
　D Move-2では，**個々の研究結果の検討，先行研究との比較，研究の限界点**について述べる．
　D Move-3では，thesis statementに対する**結論**や研究の**まとめ**を示す．また，perspective frameに対応する**まとめ**や**将来の方向性や応用**について述べる．
　以上，Discussionの構成を単純化すると，「研究概略」→「個々の検討」→「結論／まとめ」となる．

2 執筆のポイント

　　Discussionには小見出しがない場合が多いが，一方で検討すべきポイントは多岐にわたる．そこで，後から消すことを前提に小見出しをつけておくとよいだろう．そうしないと自分が何を書こうとしていたのかがわからなくなる恐れがある．ここでの小見出しは日本語で構わない．それぞれのパラグラフ単位で何を書こうとしているのかを明確に意識しよう．

練習 ❼

　　さてここでも，関連論文の構成分析の手本として選んだ論文のどの部分が **D** Move-1〜3 に相当するか分析してみよう．Resultsで述べた内容をよく理解しておくことが必要なため，Discussionに書かれていることを分析するのは難しい作業である．内容に精通した論文を使って，ぜひトライしてもらいたい．

　　D Move-1 と **D** Move-3 は比較的わかりやすいので，まずはそこから考えてみよう．**D** Move-1 の導入は，どのようなパターンか．述べている結果のまとめは，何項目あるのか，パラグラフの最後でどのようにまとめているのかなどを考えよう．**D** Move-3のポイントは，示されている結論は何か，主張をいくつ述べているのかなどである．

　　最後に，**D** Move-2 の分析では，どのような結果に関係することを述べているのかを見極めよう．Resultsでは，図表を参照するので内容を理解しやすいが，Discussionではあまり参照しない．しかしDiscussionでは，Resultsで述べた内容を根拠に議論を展開するので，Resultsのどの部分に対応するのかをみつけることが重要となる．そこで，それを示すヒントがあれば印をつけておこう．また，議論の展開に利用されているsignpostにも印をつけておこう．

Discussion

解説

　分析してみるとわかるであろうが，典型的なパターンばかりで書かれた論文などは存在しない．そこで，もしわかりにくいと感じる箇所があったら，どのように書けばもっとわかりやすくなるか自分なりの案を考えてみよう．この作業は，論文の内容を深く理解していなければ行えない難しい課題である．実際に自分の研究と関連の深い論文をじっくり研究すること，それこそが最も有用な学習方法である．机上の空論ではなく，必ず一度は，実際の論文を詳しく解析して，そのパターンを研究してみよう．

Move構成と英語表現

D Move-1 は，以下の表現が多く使われる．**主な結果を過去形**でまとめ，最後に何らかの**解釈を現在形**で述べるようにするとよい．

- we found 〜（われわれは〜を示した）
- our findings show that 〜（われわれの知見は〜ということを示す）

D Move-2 は，**D Move-1** や**D Move-3** と比べるとかなり長く，複数のパラグラフで構成されるパターンが多い．その際に，以下が非常によく使われる．

- In our study,（われわれの研究において，）

また，次のようなつなぎ表現もしばしばみられる．

- In addition,（加えて，）
- In contrast,（対照的に，）
- In particular,（特に，）

D Move-3 は，以下ではじまるものが断然多い．

- In conclusion,（まとめると，）
- In summary,（まとめると，）

Discussion

D iscussion Move-1 の分析

| D Move-1 | 研究概略のまとめ | • 背景・目的の再提示
• 研究結果の概略
• (thesis statement に対応する結論) |

　D Move-1 では，**研究結果の概略を述べるときの表現**や**研究結果を考察するときの表現**が特徴的である．行ったことや研究データは過去形で述べるが，解釈や結論は現在形で述べる．行った研究内容をまとめて振り返るときは，現在完了形が用いられることもある．

　キーワード・ランキング1位は，**that**である．ここでは，that節を導く場合がほとんどである．この（this）あるいはわれわれ（our）のfindings などが，〜（that節）を示す（showed, suggest, found）というパターンが多い．risk, reduction, disparity, mortality, benefit, improvement などについても述べられる．

キーワード・ランキング

1	that	7	suggest	13	benefit	19	showed	25	rates
2	this	8	findings	14	increased	20	improvement	26	people
3	our	9	large	15	knowledge	21	randomized	27	reductions
4	found	10	reduction	16	effective	22	benefits	28	lower
5	risk	11	disparity	17	consistent	23	cancer		
6	associated	12	mortality	18	is	24	than		

重要キーワード

　主語となる名詞：findings

　その他の名詞：risk, reduction, knowledge

　動詞：found, suggest, associated, increased

　その他：that, our, lower

研究結果の概略を述べるときの表現

> **D** Move-1 では，最初に研究結果の概略を述べることが多い．

❶ 今回の研究が示した内容を全体的に述べる表現（～を示した）

今回の研究内容を示すときに，shown を用いる現在完了形が使われることがある．複数のステップを経た結果を示していることを強調するためであろう．

we（われわれは）	have shown（～を示した）	that 節（～ということ）

例文 In this study, we have shown that antibodies raised against a peptide derived from a linear B-cell epitope in the N-terminal region of gelsolin identified a gelsolin fragment in IHH CM. (PLoS One. 2012 7：e44461)

　訳 この研究において，われわれは～ということを示した

❷ 今回の研究が示すことを述べる表現（知見は～を示す）

研究結果の解釈を示すときには，以下のような現在形の文を用いる．

	findings（知見は）	show(s)（～を示す）	
our（われわれの）	results（結果は）		that 節（～ということ）
	study（研究は）		
	data（データは）	suggest(s)（～を示唆する）	
	analysis（解析は）		

例文 Our results suggest that age-related neural dedifferentiation is not restricted to sensory perception and is instead a more general feature of the aging brain. (PLoS One. 2011 6：e29411)

　訳 われわれの結果は，～ということを示唆している

❸ 発見したことを述べる表現（われわれは～をみつけた）

発見したことを示すときは，「(we) found」が非常によく用いられる．

Discussion

we（われわれは）	found（みつけた）	that節（～ということ）
		no ～（～のない）
study（研究は）		a significant ～（有意な～）

例文 Furthermore, we found that colonic neutrophils had acquired APC function that enabled these granulocytes to induce proliferation of OVA-specific CD4$^+$ T cells in an Ag$^-$ and MHC class II-dependent manner.（J Immunol. 2012 188：1491）
訳 われわれは，～ということをみつけた

研究結果を考察するときの表現

研究結果を考察するときの表現もよく用いられる．

❶ 関連を示す表現（関連している）

論文では，「associated with」を使って関連性を示すことが非常に多い．

［習慣／状態］	was/were associated with（…は，～と関連していた）	a/an increased/lower/higher risk of/for（～の増大した／より低い／より高い リスク）
		a (significant) reduction in〔～の（有意な）低下〕

例文 Breakfast omission was associated with an increased risk of T2D in men even after adjustment for BMI.（Am J Clin Nutr. 2012 95：1182）
訳 朝食抜きは，T2Dのリスクの増大と関連していた

❷ リスクの変化を示す表現（リスクを増加させる）

「the risk of」を用いる表現として，以下のようなものがよく使われる．

increase(s)/increased（増大させる／させた）	the risk of（～のリスク）
reduce(s)/reduced（低下させる／させた）	
decrease(s)/decreased（低下させる／させた）	

Viremia increased the risk of progression to lower respiratory tract disease (LRD), hypoxemia, respiratory failure, and overall and influenza-related death.（J Infect Dis. 2012 206：1872）
　訳 ウイルス血症は，～への進行のリスクを増大させた

❸ 今回の研究の新しさを示す表現（われわれの知る限り）

　「to our knowledge」は，今回の研究の新規性を示すときの強調表現として使われる．

To our knowledge, （われわれの知る限り，）	this is the first study（これは，最初の研究である）
	this/our study is （これ／われわれの研究は～である）

 To our knowledge, this is the first study to demonstrate a non-linear relationship between ABL and CHD.（J Periodontol. 2011 82：1304）
　訳 われわれの知る限り，これは～を実証する最初の研究である

Move-2の分析

Move-2	個々の結果の検討	● 研究結果の検討 ● 先行研究との比較 ● 研究の限界点

　Move-2では，**先行研究と一致するときの表現**や**異なるときの表現**が特徴的である．結果の解釈や先行研究との比較などは現在形で述べる．

　キーワード・ランキング1位 **our**，2位 **that** である．that は，that 節を導く場合がほとんどである．our は，findings, studies, results と組合わせて使われる．現在形の動詞（is, have）が多く使われ，may, might を用いた婉曲表現も多い．however, although, because などを用いて議論が展開される．研究の限界として limitation も特徴的である．

キーワード・ランキング

1 our	12 are	23 important	34 also	45 these
2 that	13 limitations	24 finding	35 even	46 do
3 may	14 such	25 bias	36 previous	47 thus
4 be	15 findings	26 several	37 limitation	48 but
5 is	16 some	27 effect	38 can	49 likely
6 have	17 it	28 results	39 which	50 potential
7 not	18 could	29 cannot	40 trials	51 found
8 this	19 studies	30 because	41 strengths	52 explain
9 might	20 should	31 probably	42 benefit	
10 however	21 has	32 consistent	43 confounding	
11 although	22 been	33 would	44 risk	

重要キーワード

　　主語となる名詞：findings, result, trial

　　その他の名詞：limitation

　　動詞：has, explain

その他：our, may, might, that, consistent, previous, however, although

先行研究と比較するときの表現

研究結果を先行研究の結果と比較する表現は，非常によく使われる．今回の知見が，先行研究と一致するあるいは異なることを以下のように述べるとよい．

our （われわれの）	findings （知見は）	are （〜である）	consistent with（〜と一致している）
			similar to（〜に類似している）
these （これらの）	results （結果は）		relevant to（〜に関連している）
			based on（〜に基づいている）

例文 **These results are consistent with** previous studies in Europe and California that found adverse health outcomes in children associated with modeled traffic-related air pollutants.（Am J Epidemiol. 2012 176：S131）
　訳 これらの結果は，以前の研究と一致している
These findings are based on several lines of evidence.（J Biol Chem. 2004 279：8848）
　訳 これらの知見は，さまざまな証拠に基づいている

考察を行うためのつなぎ表現

考察を行うためにさまざまなつなぎ表現が用いられる．

❶ 先行研究などと異なる点を述べる表現（〜と違って）

先行研究と異なることを強調しながら述べるときのつなぎ表現として以下のようなものがある．

Discussion

unlike (〜と違って)	previous（以前の）	studies（研究）
		reports（報告）
contrary to (〜とは対照的に)		findings（知見）

例文 <u>Unlike previous studies</u>, these results confirm that Ag-specific CD4$^+$ T cells, induced by a clinically relevant vaccine-delivery platform, can make a significant contribution to vaccine blood-stage efficacy in the P. chabaudi model.（J Immunol. 2012 188：5041）

訳 以前の研究とは違って，

❷ 逆接表現（しかし／だけれども）

　howeverは，前の文の内容に反して，「しかし，〜である」と異なることを示すために使われる副詞である．一方althoughは，1つの文（複文）のなかで「〜だけれども，〜である」と完結させる．またdespiteも，「〜にもかかわらず，〜である」と1つの文のなかで完結させるつなぎ表現である．ただし，althoughが副詞節を導く接続詞であるのに対して，despiteは副詞句を導く前置詞であるという違いがある．

However,（しかし，）
Although（〜だけれども）
Despite（〜にもかかわらず）

例文 <u>However,</u> our results indicate that an additional important mechanism is to decrease the expression of oncogenes.（Oncogene. 2009 28：2046）
　　訳 しかし，われわれの結果は〜ということを示している
<u>Although</u> our patients fulfilled the criteria for "diastolic heart failure," diastolic dysfunction was not aggravated by pharmacologic stress.（J Am Coll Cardiol. 1997 30：1301）
　　訳 われわれの患者は拡張期心不全の判定基準を満たしたけれども，
<u>Despite</u> these limitations, patients and providers should consider the potential for serious adverse cardiovascular effects of treatment with rosiglitazone for type 2 diabetes.（N Engl J Med. 2007 356：2457）
　　訳 これらの限界にもかかわらず，

❸ その他のつなぎ表現

文頭で次のような表現がよく使われる．

In	addition,（そのうえ，）
	contrast,（対照的に，）
	particular,（特に，）
	fact,（実際，）

例文　**In addition, we found that** high versican levels portended poor prognosis in patients with bladder cancer.（J Clin Invest. 2012 122：1503）
　　訳　そのうえ，われわれは〜ということを発見した

その他の表現

その他として，研究上の限界を示す表現や可能性を述べる表現がよく用いられる．

❶ 研究の限界点を述べる表現（われわれの研究には限界がある）

研究の限界点を示す表現として，以下のようなものがある．

our（われわれの）	study（研究は）	has/had（〜をもつ／もった）	(several/some/important) limitations〔（いくつかの／重要な）限界〕
this（この）	analysis（解析は）		
the	trial（治験は）		
there are（〜がある）			

例文　However, **there are limitations** to all of these methods.（Proc Natl Acad Sci USA. 2011 108：16998）
　　訳　これらの方法のすべてに限界がある

❷ 可能性を述べる表現（〜かもしれない）

可能性を示す表現として，mayが最もよく使われる．

may（かもしれない）	explain（〜を説明する）
	reflect（〜を反映する）
	influence（〜に影響を与える）
might（かもしれない）	not be generalizable to（〜に一般化できない）
	have contributed to（〜に寄与してきた）
	be due to（〜のせいである）
	increase（〜を増大させる）

例文 These observations may explain the association between enhanced expression of AHR and tumor aggressiveness. (J Biol Chem. 2010 285：24388)

　訳 これらの観察は，〜の間の関連を説明するかもしれない

We hypothesize that this might reflect differences in cortical neuronal vulnerability. (Brain. 2005 128：1323)

　訳 これは，〜における違いを反映しているかもしれない

Discussion Move-3 の分析

D Move-3	全体のまとめ	• thesis statement に対応する結論／まとめの提示 • perspective frame（研究する理由）に対応する応え • 将来展望／応用

D Move-3 では，今回の研究をまとめるときの表現や将来展望を述べるときの表現が特徴的である．冒頭は，「In conclusion,」もしくは「In summary,」ではじまる論文が非常に多い．行ったことは過去形で述べ，解釈や展望は現在形で述べる．

キーワード・ランキング1位 conclusion，2位 should である．D Move-3 の冒頭は，半数以上の論文で In conclusion もしくは In summary ではじまる．今後に必要なことを述べる表現（should, need, needed, future, further）も特徴的である．さらに，findings が示す（suggest）あるいは提供する（support, provide, help）であろうこと（benefit, prevention, risk）について述べる場合も多い．

キーワード・ランキング

1. conclusion
2. should
3. be
4. is
5. that
6. will
7. future
8. need
9. our
10. needed
11. findings
12. suggest
13. summary
14. health
15. important
16. this
17. further
18. neural
19. public
20. reduce
21. evidence
22. are
23. benefit
24. prevention
25. risk
26. policy
27. effective
28. defects
29. support
30. provide
31. care
32. improve
33. inequalities
34. these
35. fortification
36. help

重要キーワード

主語となる名詞：findings

その他の名詞：conclusion, summary, evidence

Discussion

動詞：suggest, provide, support, needed, help

その他：our, further, future, should

今回の研究のまとめを述べるときの表現

D Move-3では，まず研究のまとめを述べる．

❶ まとめを述べる表現（まとめると）

冒頭の半数以上で In conclusion または In summary が使われる．

In	conclusion,（まとめると，）
	summary,（まとめると，）

例文 In conclusion, we found an association between psoriasis and the risk of T2D among individuals younger than 60 years. (J Invest Dermatol. 2012 132：291)
　訳 まとめると，われわれは〜の間の関連を発見した

In summary, these data suggest that patients with CKD experience less death or incident RRT when treated with off-pump compared with on-pump CABG. (J Am Soc Nephrol. 2012 23：1389)
　訳 まとめると，これらのデータは〜ということ示唆している

❷ 今回の研究が示すことを述べる表現（知見は〜を示唆している）

今回の研究が明らかにした内容を示すために，以下のような現在形の表現がよく用いられる．

these（これらの）	findings（知見は）	suggest(s) that 節（〜ということを示唆する）
	results（結果は）	show(s) that 節（〜ということを示す）
our（われわれの）	data（データは）	indicate(s) that 節（〜ということを示す）
	study（研究は）	provide(s)（〜を提供する）
this（この）	analysis（解析は）	support(s)（〜を支持する）

例文 Together, our findings suggest that integrating global phosphoproteomics with functional analyses with kinase inhibitors can identify drivers of sarcoma growth and survival. (Cancer Res. 2012 72：2501)
　訳 まとめると，われわれの知見は〜ということを示唆している

Our findings show that the induction of type I interferons (IFNs) during a primary nonlethal influenza virus infection is sufficient to promote a deadly S. pneumoniae secondary infection. (J Virol. 2012 86：12304)

訳 われわれの知見は，〜ということを示している

These results indicate that VTA is a heterogeneous and functionally significant target of orexin neurons for morphine reward during protracted abstinence. (J Neurosci. 2012 32：3809)

訳 これらの結果は，〜ということを示している

❸ 証拠について述べる表現（証拠を提供する）

証拠を示すときには，evidence という単語がよく使われる．

our （われわれの） these （これらの）	results （結果） findings （知見） data（データ）	provide （〜を提供する）	(clear) （明確な） (strong) （強力な） (new) （新しい）	evidence （証拠）	that 節 （〜という）
this （この）	study（研究） finding（知見） trial（治験）	provides （〜を提供する）	(important) （重要な） (direct) （直接の）		for （〜についての）

例文 **Our findings provide strong evidence for** urgent measures against passive smoking in China. (Lancet. 2007 370：751)

訳 われわれの知見は，受動喫煙に対する緊急対策についての強力な証拠を提供する

we （われわれは）	provide （〜を提供する）	evidence （証拠）	that 節（〜という）
			for（〜についての）

例文 **Here, we provide evidence that** a part of this immune suppression may be attributable to dysfunction of immune regulation. (PLoS One. 2012 7：e39092)

訳 ここにわれわれは，〜という証拠を提供する

Discussion

we (われわれは)	found (〜をみつけた)	no (〜のない)	evidence (証拠)	for (〜についての)
				of (〜の)
				that 節 (〜という)
				to support (〜を支持する)

例文 We found no evidence to support the hypotheses that exposure to stressful life events during the prenatal period is associated with an increased risk of offspring ASD. (PLoS One. 2012 7:e38893)

訳 われわれは，〜という仮説を支持する証拠をみつけなかった

研究の将来展望を述べるときの表現

将来さらに行うべきことについて述べる．

❶ 追加すべき研究について述べる表現（追加の研究が必要である）

追加研究が必要であることを，以下のような表現を用いて述べる．

further (さらなる)	research (研究が)	is	needed to (〜するために必要とされる)	confirm (〜を確認する)
	work (研究が)			
additional (追加の)	studies (研究が)	are		determine (〜を決定する)

例文 Further research is needed to determine whether MP fluxes are secondary to pathophysiologic insults to the liver or might reflect compensatory responses. (Transplantation. 2013 95:63)

訳 さらなる研究が，〜かどうかを決定するために必要とされる

❷ 将来の研究で行うべきことを述べる表現
（将来の研究は〜すべきである）

将来の研究で行うべきことは，shouldを使って示される．

future（将来の）	research（研究は）	should（すべきである）	determine（〜を決定する）
			focus on（〜に焦点を当てる）
	work（研究は）		explore（〜を探索する）
			compare（〜を比較する）
	studies（研究は）		evaluate（〜を評価する）

例文 Future studies should focus on identifying tumor and patient characteristics to help target treatments to the oldest women most likely to benefit.（J Clin Oncol. 2010 28：2038）

　訳 将来の研究は，〜を同定することに焦点を当てるべきである

❸ 行われるべきことを述べる表現

考慮すべきこと，行うべきことが述べられることがよくある．

findings（知見は）	should（すべきである）	be interpreted（解釈される）
results（結果は）		be regarded as（〜であると見なされる）
physicians（内科医は）		consider（〜を検討する）
［方法］		be considered（検討される）

例文 Our findings should be interpreted with caution due to uncertainties around some of the model parameters and baseline data.（Lancet. 2012 380：1341）

　訳 われわれの知見は，注意深く解釈されるべきである

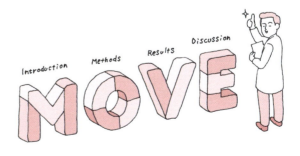

巻末付録

頻出動詞・名詞リスト

以下に頻出動詞・名詞ランキングを示す．他の品詞（名詞など）としても使われる動詞があるので，動詞については過去・過去分詞のみで算出したランキングである．右側には以下の動詞が，重要キーワードとして登場するMove，および例文内に登場するMoveを示す．名詞については，単数形または複数形のうち，出現数が多い方で示してある．

動詞頻出ランキング

	動詞	重要キーワード	例文
1	was/were/been	I-2, M-2	I-1, I-2, I-3, M-1, M-2, M-3, M-4, R-1, R-2, D-1, D-2
2	had	M-4	M-1, M-4, D-1
3	used	M-2, M-3	M-3
4	did/done	-	M-2, M-3, R-1
5	associated	D-1	I-1, I-2, I-3, M-3, R-1, D-1, D-2, D-3
6	reported	R-2	I-2, M-1
7	compared	R-1	I-3, R-1, D-3
8	included	M-2	M-1
9	showed/shown	I-2	I-2, R-1, D-1
10	based	-	D-2
11	increased	D-1	I-1, I-2, I-3, R-1, D-1, D-3
12	related	R-2	I-3, M-1, R-2, D-1, D-2
13	received	R-2	M-1, R-2
14	estimated	M-3	M-3
15	found	D-1	R-1, D-1, D-2, D-3
16	adjusted	M-3	M-3
17	defined	M-2	M-2, M-3
18	observed	-	R-1
19	provided	M-1	M-1
20	identified	-	M-2, D-1
21	assessed	M-2	M-2
22	performed	M-3	I-3, M-2, M-3
23	gave/given	-	M-1, R-2
24	treated	-	M-3, D-3
25	considered	-	M-3
26	assigned	M-1	M-1
27	occurred	R-2	R-2
28	reduced	-	I-2, R-1
29	excluded	-	M-1
30	obtained	M-2	M-1
31	calculated	M-3	M-3
32	measured	M-2	M-2
33	conducted	I-3	I-3, M-1
34	limited	I-2	I-2
35	suggested	-	-

名詞頻出ランキング

	名詞	重要キーワード	例文
1	patients	R-1, R-2	I-1, I-3, M-1, M-2, M-3, R-1, R-2, D-2, D-3
2	study	I-2, I-3, M-1, M-4	I-2, I-3, M-1, M-2, M-3, M-4, R-1, D-1, D-2, D-3
3	group	R-1, R-2	M-1, R-1
4	risk	I-1, D-1	I-1, I-2, I-3, M-2, M-3, R-1, D-1, D-3
5	data	-	I-2, M-1, M-2, M-4, D-3
6	years	-	M-1, M-2, R-1, D-3
7	treatment	-	I-1, I-2, M-1, M-2, R-1, D-2, D-3
8	table	R-1	R-1
9	analysis	M-3	I-3, M-3, M-4, D-3
10	participants	M-1	M-1, M-2
11	care	-	I-1, M-1, M-2, M-3
12	cancer	I-1	I-1, I-2, I-3, M-1, M-2, R-1, D-2
13	age	-	M-1, M-2, M-3, R-1, D-1
14	results	D-2	I-2, I-3, M-1, R-1, D-1, D-2, D-3
15	time	-	I-3, M-2, M-3
16	trial	M-1, D-2	I-3, M-1
17	health	-	I-1, D-2
18	women	-	M-1, R-1, D-3
19	effect	-	I-2, I-3, M-1, R-1, D-2
20	events	R-2	R-1, R-2, D-3
21	baseline	R-1	R-1, D-3
22	death	I-1	I-1, M-3, R-1, D-1, D-3
23	outcomes	-	M-2, M-3, D-2
24	rates	-	M-3
25	months	-	R-1
26	population	-	M-3
27	figure	R-1	-
28	placebo	R-1, R-2	I-3, R-1, R-2
29	levels	-	M-2, D-2
30	number	-	-
31	blood	-	D-2
32	control	-	M-1, R-1
33	model	M-3	I-2, M-3, D-2, D-3
34	response	-	D-3
35	day	-	M-2, M-3, R-2
36	mean	-	M-1, M-2, R-1
37	factors	-	M-3
38	association	-	I-2, D-2, D-3
39	difference	R-1	I-2, M-3, R-1, D-2
40	end	-	R-1
41	evidence	I-2, D-3	I-2, M-2, R-1, D-2, D-3
42	findings	D-1, D-2, D-3	D-2, D-3

著者プロフィール

河本　健 (かわもと・たけし)

広島大学ライティングセンター特任教授．広島大学歯学部卒業，大阪大学大学院医学研究科博士課程修了，医学博士．高知医科大学助手，広島大学助手，講師などを経て現職．専門は生化学・分子生物学．長年の研究経験を生かして，広島大学その他で英語論文の執筆支援等を行っている．

石井達也 (いしい・たつや)

2018年2月現在，広島大学大学院教育学研究科教科教育学専修後期博士課程在学中．2014年，同志社大学文学部英文学科卒業（英文学士）．同年，広島大学大学院教育学研究科英語文化教育学専修入学．半年後休学し，一年間英国バーミンガム大学院の修士課程でコーパス言語学を学ぶ（MA in Applied Corpus Linguistics）．帰国後2017年，広島大学大学院教育学研究科英語文化専修前期博士課程修了（教育学修士）．

トップジャーナル395編の「型」で書く 医学英語論文
言語学的Move分析が明かした執筆の武器になるパターンと頻出表現

2018年 4月10日 第1刷発行	著 者	河本 健,石井達也
2023年 3月25日 第4刷発行	発行人	一戸裕子
	発行所	株式会社 羊 土 社
		〒101-0052 東京都千代田区神田小川町2-5-1 TEL　03（5282）1211 FAX　03（5282）1212 E-mail　eigyo@yodosha.co.jp URL　www.yodosha.co.jp/
ⓒ YODOSHA CO., LTD. 2018 Printed in Japan	印刷所	日経印刷株式会社

ISBN978-4-7581-1828-6

本書に掲載する著作物の複製権，上映権，譲渡権，公衆送信権（送信可能化権を含む）は（株）羊土社が保有します．
本書を無断で複製する行為（コピー，スキャン，デジタルデータ化など）は，著作権法上での限られた例外（「私的使用のための複製」など）を除き禁じられています．研究活動，診療を含み業務上使用する目的で上記の行為を行うことは大学，病院，企業などにおける内部的な利用であっても，私的使用には該当せず，違法です．また私的使用のためであっても，代行業者等の第三者に依頼して上記の行為を行うことは違法となります．

JCOPY ＜（社）出版者著作権管理機構 委託出版物＞
本書の無断複写は著作権法上での例外を除き禁じられています．複写される場合は，そのつど事前に，（社）出版者著作権管理機構（TEL 03-5244-5088，FAX 03-5244-5089，e-mail：info@jcopy.or.jp）の許諾を得てください．

乱丁，落丁，印刷の不具合はお取り替えいたします．小社までご連絡ください．

羊土社のオススメ書籍

はじめてでもできてしまう 科学英語プレゼン
"5S"を学んで、いざ発表本番へ

Philip Hawke, 太田敏郎／著

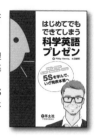

ネイティブ英語講師が教える理系の英語での伝え方「基礎の基礎」．手順をStory, Slides, Script, Speaking, Stageの5Sプロセスに整理．これに倣えばはじめてでも立派に準備できる！

- 定価 1,980円（本体 1,800円＋税10%）　■ A5判
- 127頁　　ISBN 978-4-7581-0850-8

その症候、英語で言えますか？
はじめに覚える335症候とついでに覚える1000の関連語

近藤真治／著，
Wayne Malcolm／英文校閲・ナレーター，
飯野 哲／編集協力

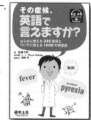

診療でよく出合う基本症候とその定義を英語でまるごと習得！語句の意味だけでなく、用語の学術的な使い方や関連語もスイスイ身につく．医学英語を初めて学ぶ方、学び直したい方にオススメ！音声ダウンロード特典つき．

- 定価 2,420円（本体 2,200円＋税10%）　■ B6判
- 159頁　　ISBN 978-4-7581-1760-9

理系英会話アクティブラーニング 1
テツヤ、国際学会いってらっしゃい
［発表・懇親会・ラボツアー］編

Kyota Ko, Simon Gillett／著，
近藤科江，山口雄輝／監

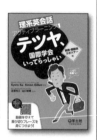

英語で質疑応答！懇親会での自然な談笑の始め方！理系ならではの場面に応じた英語フレーズが一目瞭然．真のコミュニケーション力を身につけるため、web動画と演習で、さあ、あなたもアクティブラーニング！

- 定価 2,640円（本体 2,400円＋税10%）　■ A5判
- 199頁　　ISBN 978-4-7581-0845-4

理系英会話アクティブラーニング 2
テツヤ、ディスカッションしようか
［スピーチ・議論・座長］編

Kyota Ko, Simon Gillett／著，
近藤科江，山口雄輝／監

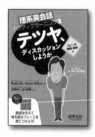

日常的に英会話が必要、外国人研究者とのディスカッション、留学する...「こうした点を踏まえると」などスムーズな会話を実現するフレーズがまるわかり．「伝わる」英会話力を身につけましょう．web動画付

- 定価 2,420円（本体 2,200円＋税10%）　■ A5判
- 206頁　　ISBN 978-4-7581-0846-1

発行　羊土社 YODOSHA　〒101-0052　東京都千代田区神田小川町2-5-1　TEL 03(5282)1211　FAX 03(5282)1212
E-mail : eigyo@yodosha.co.jp
URL : http://www.yodosha.co.jp/　　※ご注文は最寄りの書店、または小社営業部まで

羊土社のオススメ書籍

あなたの臨床研究応援します

医療統計につながる正しい研究デザイン,観察研究の効果的なデータ解析

新谷 歩／著

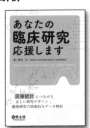

臨床研究法が求めている「科学性」とはなにか,観察研究と介入研究のどちらをすればよいか…臨床医が陥りやすい事例を用い,臨床研究法下の注意,可能性,そして,どのような臨床研究を目指せばよいかをわかりやすく.

- 定価 3,080円（本体 2,800円＋税10%）　A5判
- 175頁　ISBN 978-4-7581-1851-4

伝わる医療の描き方

患者説明・研究発表がもっとうまくいくメディカルイラストレーションの技術

原木万紀子／著
内藤宗和／監

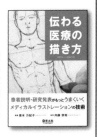

患者説明＋イラスト＝信頼,研究発表＋イラスト＝評価.素材集もいいけどイラスト探しは意外と大変.どうせなら自作で差をつけませんか？ 忙しい医療者でも実践可能なコツを美術解剖学のプロが最小限の言葉で解説します.

- 定価 3,520円（本体 3,200円＋税10%）　B5判
- 143頁　ISBN 978-4-7581-1829-3

ぜんぶ絵で見る 医療統計

身につく！　研究手法と分析力

比江島欣慎／著

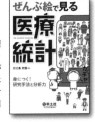

まるで「図鑑」な楽しい紙面と「理解」優先の端的な説明で,医学・看護研究に必要な統計思考が"見る見る"わかる.臨床研究はガチャを回すがごとし…？！統計嫌い克服はガチャのイラストが目印の本書におまかせ！

- 定価 2,860円（本体 2,600円＋税10%）　A5判
- 178頁　ISBN 978-4-7581-1807-1

短期集中！ オオサンショウウオ先生の医療統計セミナー

論文読解レベルアップ30

田中司朗, 田中佐智子／著

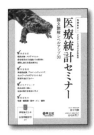

一流医学論文5本を教材に,正しい統計の読み取り方が実践的にマスターできます.数式は最小限に,新規手法もしっかりカバー.怒涛の30講を終えれば「何となく」の解釈が「正しく」へとレベルアップ！

- 定価 4,180円（本体 3,800円＋税10%）　B5判
- 198頁　ISBN 978-4-7581-1797-5

発行　羊土社 YODOSHA
〒101-0052　東京都千代田区神田小川町2-5-1　TEL 03(5282)1211　FAX 03(5282)1212
E-mail：eigyo@yodosha.co.jp
URL：www.yodosha.co.jp/

ご注文は最寄りの書店、または小社営業部まで

ライフサイエンス辞書プロジェクトの英語の本

ライフサイエンス 英語表現 使い分け辞典 第2版

- 編集／河本　健，大武　博
- 監修／ライフサイエンス辞書プロジェクト
- ■ 定価 7,590円（本体 6,900円＋税10%）
- ■ B6判　　1215頁　　ISBN978-4-7581-0847-8

ライフサイエンス英語 動詞 使い分け辞典

動詞の類語がわかれば
アクセプトされる論文が書ける！

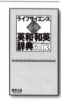

- 著／河本　健，大武　博
- 監修／ライフサイエンス辞書プロジェクト
- ■ 定価 6,160円（本体 5,600円＋税10%）
- ■ B6判　　733頁　　ISBN978-4-7581-0843-0

ライフサイエンス 組み合わせ英単語

類語・関連語が一目でわかる

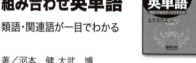

- 著／河本　健，大武　博
- 監修／ライフサイエンス辞書プロジェクト
- ■ 定価 4,620円（本体 4,200円＋税10%）
- ■ B6判　　360頁　　ISBN978-4-7581-0841-6

ライフサイエンス 必須 英和・和英辞典 改訂第3版

音声データDL

- 編著／ライフサイエンス辞書プロジェクト
- ■ 定価 5,280円（本体 4,800円＋税10%）
- ■ B6変型判　　660頁　　ISBN978-4-7581-0839-3

ライフサイエンス 論文を書くための 英作文&用例500

- 著／河本　健，大武　博
- 監修／ライフサイエンス辞書プロジェクト
- ■ 定価 4,180円（本体 3,800円＋税10%）
- ■ B5判　　229頁　　ISBN978-4-7581-0838-6

ライフサイエンス 文例で身につける 英単語・熟語

音声データDL

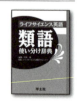

- 著／河本　健，大武　博
- 監修／ライフサイエンス辞書プロジェクト
- 英文校閲・ナレーター／Dan Savage
- ■ 定価 3,850円（本体 3,500円＋税10%）
- ■ B6変型判　　302頁　　ISBN978-4-7581-0837-9

ライフサイエンス 論文作成のための 英文法

- 編集／河本　健
- 監修／ライフサイエンス辞書プロジェクト
- ■ 定価 4,180円（本体 3,800円＋税10%）
- ■ B6判　　294頁　　ISBN978-4-7581-0836-2

ライフサイエンス英語 類語 使い分け辞典

- 編集／河本　健
- 監修／ライフサイエンス辞書プロジェクト
- ■ 定価 5,280円（本体 4,800円＋税10%）
- ■ B6判　　510頁　　ISBN978-4-7581-0801-0

発行　羊土社 YODOSHA　〒101-0052 東京都千代田区神田小川町2-5-1　TEL 03(5282)1211　FAX 03(5282)1212
E-mail： eigyo@yodosha.co.jp
URL： http://www.yodosha.co.jp/

ご注文は最寄りの書店、または小社営業部まで